AF363671

EFFETS

DES

EAUX DE BONDONNEAU

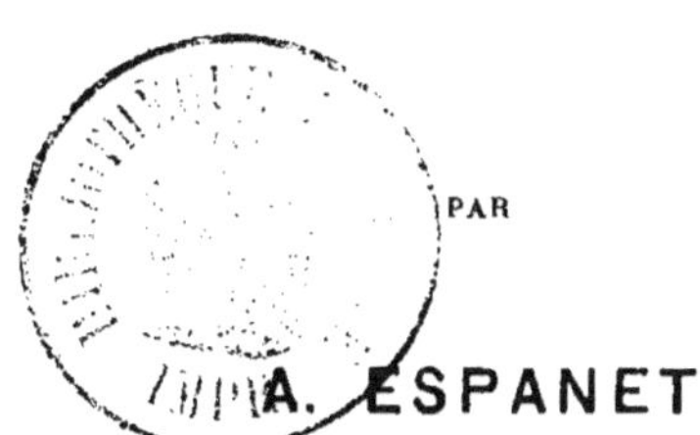

PAR

A. ESPANET

———

Extrait de l'ART MÉDICAL

(Juin et Juillet 1865)

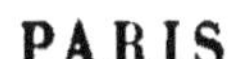

PARIS

IMPRIMERIE DE A. PARENT

31, RUE MONSIEUR-LE-PRINCE, 31

1865

EFFETS

EAUX DE BONDONNEAU

En 1855, tandis que je mettais en ordre mes travaux
de matière médicale, et que je consacrais quelques
loisirs à des recherches archéologiques, j'appris qu'un
certain nombre de malades accouraient, durant la belle
saison, à la *Mare de Bondonneau* pour boire de ses eaux
et subir un traitement uniquement dirigé par la coutume
et les données traditionnelles.

Cette mare, située sur le plateau d'Allan, à 2 kilo-
mètres de Montélimart, attira mon attention. Justement,
à la même époque, une société se constituait pour l'ex-
ploitation de ses eaux.

Les recherches que je fis d'abord sur les lieux me
mirent en présence des restes d'un établissement romain. Ses ruines, ensevelies dans un bois de chêne de
4 hectares, se découvrirent chaque jour plus intéres-
santes sous la pioche d'un cultivateur, propriétaire de ce
bois en plein défrichement : médailles sans nombre.
ornements d'or et d'argent, vaste étendue des fonda-
tions, bas-reliefs, débris de colonnes, piscines nombreuses et de toutes grandeurs, tout indiquait un éta-

blissement thermal très-fréquenté des Romains durant plus de trois siècles.

Des canaux souterrains, s'étendant de la grande source d'eau douce de Grange-Neuve aux ruines, attestaient que ces eaux communes avaient été utilisées. D'un autre côté, un nombre très-considérable d'autres canaux et de tuyaux, aux environs de la mare et autour des piscines, dénotaient l'abondance des eaux minérales.

L'abbé Expilly, dans son *Dictionnaire des Gaules*, a exposé leurs vertus, dont le souvenir subsistait dans la contrée. Le peuple avait également conservé des données historiques et légendaires, dont, plus tard, à l'aide d'autres documents, je composai la *légende des* Saintes-Fontaines, *aujourd'hui Bondonneau*.

Bondonneau est le nom moderne. Saintes-Fontaines, celui que le moyen âge avait imposé à ces eaux, sans souci de l'ancien nom romain : *Eaux salviennes*.

Il était question pour moi de déterminer l'action caractéristique de ces eaux, par des expérimentations sérieuses chez l'homme sain, convaincu que ces effets une fois connus, il serait facile d'arriver à leur emploi physiologique chez les malades, et à la notion claire de leurs effets thérapeutiques.

Je me livrai à cette étude pendant quatre années, avec le concours de dix-huit personnes.

Un travail de ce genre, nouveau en France, pouvait engager d'autres médecins à en entreprendre de pareils pour d'autres eaux. Cette pensée activa mon zèle. Les eaux minérales sont si mal étudiées, si mal connues, que la plupart des notices qu'on leur consacre ne contiennent que des généralités inutiles, des incertitudes et des banalités antiscientifiques.

Les symptômes que j'observai furent consignés dans

le *Journal de la Société gallicane de méd. hom.*, n° 2 ; 1859.

Bientôt, recueillant des observations de guérison, je consacrai à ces eaux une *Notice thérapeutique*, dont la réimpression est devenue nécessaire.

Depuis lors, plusieurs années se sont écoulées, pendant lesquelles j'ai gardé le silence, retenu surtout par la crainte de paraître attacher à ces eaux une importance exagérée, ou d'être confondu dans le nombre des écrivains qui préconisent une multitude d'établissements d'eaux minérales sans avoir rien d'arrêté sur leurs propriétés et n'en jugent que d'après des effets incertains observés chez des malades.

Mais aujourd'hui, n'habitant plus Montélimart, libre à tous égards, et sans intérêt personnel dans la question, je viens rappeler les principaux effets, l'action élective, caractéristique des eaux de Bondonneau, aux médecins ennemis de la routine, désireux de guérir, et recherchant la notion positive des propriétés des eaux avant d'y envoyer leurs malades.

Je me crois d'autant plus autorisé à le faire, que mes expérimentations sur les personnes en santé ont subi le contrôle de l'action thérapeutique et de guérisons nombreuses.

I

Les symptômes provoqués par ces eaux sont si tranchés, qu'il est utile, tout d'abord, de les distinguer en primitifs et en secondaires.

Les effets primitifs, que nous pouvons aussi appeler généraux, expriment leur action sur toute l'économie et avant des effets discrasiques quelconques. Ils sont purement excitants, et consistent quelquefois en des efforts éliminateurs.

Il y a plus d'irritabilité et de tension de la fibre. Le moral est plus impressionnable ; bien souvent il existe un état nerveux que les sujets expriment en disant qu'ils ont les *nerfs agités*. Plus les personnes sont nerveuses, plus les effets sont prononcés. Il s'y joint ordinairement des prurits et des picotements à la peau, des frissons et des bouffées de chaleur, une céphalalgie sus-orbitaire avec des battements, des pesanteurs de tête, de la somnolence, des palpitations, et souvent une augmentation de l'appétit. C'est là le résultat des premiers jours des eaux, et chez des sujets non encore affaiblis.

Cette excitation nerveuse et sanguine, prélude des effets électifs, éprouve des variations suivant le tempérament des personnes, et suivant les doses. Ainsi, des malades qui en prenaient chaque jour plusieurs verres n'en ont ressenti que des effets curatifs, sans trouble ni excitation passagère. D'autres, au contraire usant de doses beaucoup plus faibles, en éprouvaient des effets irritatifs qui obligeaient à les réduire encore.

Pendant que ces effets dominent, les sécrétions sont moindres, les surfaces exhalantes sèches et chaudes. Cependant il est des cas où les sécrétions sont augmentées, soit par un effet nerveux, soit par l'excitation d'organes affaiblis rappelés à leur état normal. Nous mentionnerons encore les cas où certaines personnes, qui en boivent beaucoup, sont sujettes à des sécrétions abondantes par les urines, par les selles, par la sueur. Elles sont dues, pensons-nous, aux efforts éliminateurs de l'organisme.

Nous avons encore remarqué, parmi les effets primitifs, des irritations passagères du larynx, la diminution de la sécrétion du lait, quelques boutons avec démangeaison, des vertiges avec sensation de plénitude de la tête, la pesanteur des membres, principalement chez les sujets sanguins.

L'appétit est généralement excité pendant la première période d'action, l'action générale. C'est le phénomène le plus persistant chez les malades les plus affaiblis, tandis qu'il est remplacé par un sentiment de plénitude, et une moindre appétence des aliments chez les sujets d'ailleurs vigoureux.

La menstruation se ressent puissamment de l'action de ces eaux. Les règles en sont généralement hâtées et augmentées. C'est leur effet spécial et durable. Mais il n'est pas rare que dans les premiers quinze jours de leur emploi, cette évacuation s'accompagne de quelque difficulté : coliques, chaleur et sécheresse locales, cessation de flueurs blanches préexistantes ; et que chez des personnes conservant la vigueur de leur tempérament et une nutrition louable, l'effet général irritatif de ces eaux provoque des pertes blanches et quelque irritation locale.

Les organes génitaux chez l'homme offrent des phénomènes analogues, d'où nous avons pu conclure à la guérison de certains états atoniques de ces organes ; ce que l'expérience a confirmé.

II

J'appelle effets secondaires, ceux qui succèdent aux premiers et qui persistent longtemps après qu'on a cessé l'usage des eaux. Ils se manifestent quelquefois pendant qu'on les prend, mais surtout à la fin et après. Ils expriment une modification spéciale de diverses fonctions, une action élective des eaux de Bondonneau sur quelques organes.

Leur action sur la vie organique, sur les phénomènes

végétatifs, se prononce davantage et fixe leur sphère d'activité thérapeutique. L'excitation des systèmes circulatoire et lymphatique, l'exaltation des facultés digestives, l'orgasme des membranes muqueuses, la sensation d'embarras, de plénitude, de chaleur, la surexcitation physique et morale, ont eu pour résultat une hématose plus complète, une plus grande activité nutritive, un sentiment plus vif de l'existence, plus de santé et d'harmonie fonctionnelle. Et ces effets secondaires persistent et constituent la cure.

Le caractère essentiel des propriétés des eaux de Bondonneau, c'est l'amendement de l'hématose, la reconstitution du globule sanguin, chez les sujets travaillés d'une dyscrasie lymphatique ou veineuse. Et c'est cette dyscrasie qu'expriment tous les symptômes de la pathogénésie de ces eaux, avec une électivité remarquable sur le larynx, sur la peau, sur les membranes muqueuses des sens, des organes respiratoires, digestifs et génito-urinaires, sur les membranes synoviales articulaires et les tissus blancs, sur les appareils chylifère, lymphatique et veineux, sur tout l'ensemble de la vie végétative.

Nous leur devons la guérison de la scrofule sous toutes ses formes, la guérison d'obstructions viscérales, d'engorgements articulaires, de chloroses, d'aménorrhées, d'engouements pulmonaires et hépatiques, de quelques hydropisies, de collections séreuses locales, de la goutte et du rhumastisme chroniques, avec empâtement et tuméfactions indolores, de catarrhes pulmonaires, de flueurs blanches et autres flux muqueux opiniâtres, de quelques asthmes, de caries et de fistules, de laryngites, d'anciennes ophthalmies, de cachexies dues à des doses exagérées de mercure ou de sels quiniques, de convalescences difficiles.

Dans tous ces cas, il y a une disposition dartreuse ou scrofuleuse, latente ou manifeste qui constitue le fond de l'affection, sa nature. Ces éléments se cachent souvent sous des formes secondaires et tertiaires, et s'accompagnent tantôt d'anémie lorsque la nutrition est lésée dans ses organes essentiels, comme dans certaines affections chroniques et rebelles des voies digestives, gastralgies, dyspepsies, etc.; tantôt d'un état congestif ou même inflammatoire, caractérisé par des laryngites, des gastralgies, des dartres, des migraines, etc.

D'après ces données générales, les eaux de Bondonneau peuvent être administrées avec la plus grande somme de certitude et les meilleures chances de réussite, non-seulement pour guérir, mais pour prévenir ces maladies et s'opposer à leur retour; par exemple étant données durant l'été et une partie de l'automne à des sujets habitués à des catarrhes, à des bronchites d'hiver interminables, aux enfants lymphatiques disposés aux affections vermineuses, à des rhumes fréquents, à des embarras de poitrine avec râle muqueux, etc.

III

L'efficacité des eaux de Bondonneau dépend de l'exactitude des indications, mais aussi des doses auxquelles on les administre; tantôt comme médicament nutritif, récorporatif, destiné à introduire dans l'économie les éléments capables de modifier la crase des humeurs; tantôt comme médicament similaire, homœopathique, destiné à combattre uniquement la vie morbide, la nature de l'affection.

Quant aux éléments constitutifs de ces eaux, ils ne diffèrent pas assez de ceux que l'analyse décèle dans plusieurs autres beaucoup moins actives cependant, pour que nous y attachions plus d'importance qu'aux effets physiologiques donnés par l'expérimentation. Nous considérons les eaux minérales comme un composé naturel, formé de substances dont la chimie ne peut pas déterminer les combinaisons primitives ou réelles. Renfermant tels ou tels corps simples ou salins, ces eaux ne jouissent pas de la propriété de ces corps pris isolément, mais bien d'un ensemble de propriétés qui leur donne une physionomie et une action théra peutique particulière.

Voici cependant la composition :

POUR **1** LITRE :

Acide sulfhydrique libre, indiqué, mais très-sensible à la source.
Acide carbonique . . . . 2/3 du volume d'eau.

	Grammes.
Bicarbonate de chaux . . . .⎱	0,390
Id. de magnésie . . .⎰	
Id. de soude	0,006
Sel de potasse	sensible.
Sulfates supposés anhydres. . .⎰ de soude . .⎱ ⎱ de chaux . .⎰ ⎰ de magnésie.⎱	0,046
Chlorure de sodium.	0,030
Iodure et bromure acalins.	0,008
Principe arsenical arséniaté.	indiqué.
Sesquioxyde de fer avec manganèse.	0,002
Silice et alumine	0,120
Phosphate terreux	indiqué.
Matière organique azotée.	indéterminé

Les données suggérées par l'expérience, quant aux doses et au mode d'administration, dépendent des indications à remplir : 1° quant à l'espèce morbide et à ses variétés.

La nature scrofuleuse, dartreuse, syphilitique dégénérée, avec pléthore lymphatique, atonie générale, langueur des fonctions, exige les plus fortes doses. On en boit aux repas, et plusieurs verres dans le cours de la journée ; on en prend en bains, en douches ; on se soumet aux inhalations des gaz et de l'eau vaporisée. La saison des eaux est ici répétée avec avantage, et le séjour prolongé sur les lieux mêmes très-utile. Le plateau de Bondonneau, sous un beau ciel, est sec, aéré, et d'autant plus utile à ces malades que le sous-sol, partout imprégné des eaux minérales qui surgissent de masses basaltiques inférieures, donne des émanations gazeuses qui mêlent à l'air leurs principes médicamenteux.

Il en est de même pour les cachexies arthritiques, rhumatismales, pour les vieillards et les enfants cachectiques à nutrition maladive et dans un état d'atonie.

2° Quant à l'individualité des malades : une laryngite même tuberculeuse, des souffrances variqueuses, des dartres, des congestions, des inflammations des muqueuses, des ophthalmies, des coryzas, des angines, des engorgements du foie et d'autres viscères, des adénites, etc., chez des sujets nerveux, irritables, exigent des doses minimes. Les malades peuvent souvent se contenter de l'habitation dans l'établissement, en usant de douches, de bains et des inhalations, pour n'en venir que plus tard à la boisson. Le plus souvent la dose d'un verre par jour, pris en 2 ou 3 fois, leur suffit ; plus ou moins, du reste, suivant leur degré d'irritabilité. Nous avons, par cette méthode, obtenu d'excellents résultats.

Quelques faits nous font même conjecturer que les sujets tuberculeux, ou du moins disposés à le devenir, pourraient conjurer tout péril, en passant un temps plus ou moins long, des hivers et des saisons entières, sur ce plateau si favorisé de la nature.

DEUX OBSERVATIONS DE GUÉRISON

AUX

EAUX DE BONDONNEAU

SUIVIES DE REMARQUES SUR LA POSOLOGIE

Parmi les observations de guérison par les eaux de Bondonneau, recueillies durant plusieurs années, j'en publierai deux que je me propose de faire suivre de quelques remarques sur les doses.

Iʳᵉ OBSERVATION.

Laryngite chez un scrofuleux.

Sujet. Négociant aisé, adonné à l'étude ; 42 ans, taille moyenne, tempérament sanguin-nerveux ; brun et peau terne ; constitution sèche, caractère méfiant, triste, irritable, très-actif ; habitude de la constipation ; bon appétit et digestions lentes avec flatuosités ; sommeil profond, malgré des rêves fréquents ayant pour objet les occupations habituelles avec des combinaisons longues et difficiles ; célibataire, mais ayant fait et faisant encore des excès auxquels il est porté par tempérament.

Commémoratif. Croûtes de lait pendant la lactation, favus muqueux opiniâtre, croissance maladive et tardive ; puberté difficile signalée par des tics nerveux et de l'anémie ; fièvre dite cérébrale au sortir de ses études brillamment faites, et longue convalescence compliquée de maux d'estomac et de souffrances intestinales ; à 18 ans, refroidissement et inflammation des ganglions cervicaux qui ont suppuré et ont laissé deux trajets fistuleux encore suintants ; induration consécutive d'un ganglion de l'aisselle, persistant encore ; dartre furfuracée mobile très-ancienne, qu'on répercutait à l'aide de diverses pommades quand elle envahissait le visage. Une saison à Uriage, en 1860, parut sans résultat et même fatigua le malade. Depuis ce temps, il n'y a plus d'efflorescences à la peau, les fistules subsistent et il s'est produit des souffrances du côté du larynx.

État actuel. Le 2 mai 1863, laryngite de deux ans, caractérisée par engorgement de la luette et du voile du palais, teinte sombre de ces parties, ulcération superficielle à gauche, derrière l'amygdale, son étendue est de 2 centimètres de long sur 1 de large, le fond en est grisâtre, les bords sont entourés d'un liseré pâle, sans saillie ; une légère douleur de picottement s'y fait sentir parfois le matin à jeun, après avoir parlé, et en général quand la bouche est sèche ; voix rauque ; petite toux sèche avec renâclements fréquents. Selles marronnées de deux en deux jours ; urines habituellement chargées, à sédiment blanchâtre ; sueurs rares ; mucosités nasales abondantes ; vertiges légers ; fatigue de la vue avec obnubilations, pour lesquelles un médecin avait conseillé des vésicatoires dans la pensée de conjurer la cataracte. Les forces sont conservées, ainsi que l'appétit ; il y a de la maigreur, qui n'a pas augmenté depuis plusieurs années.

Traitement. Le conseil de prendre les eaux de Bondonneau n'a pu être suivi que le mois suivant. Dès le 4 juin 1863, le malade prend deux bains par semaine, fait des inhalations, telles qu'elles se pratiquent à Bondonneau, et ne commence à en boire que le 10 juin, un verre par jour en trois fois.

Le 20 de ce mois, le malade lui-même observe avec étonnement que son teint est devenu plus blanc et très-clair, malgré ses promenades au soleil. C'est en effet une curieuse propriété de ces eaux, que de donner au teint un éclat, un reflet de blancheur qui semble dépendre d'une plus grande activité vitale dans le système cutané. Les urines sont moins chargées, les selles devenues quotidiennes, moulées et plus verdâtres ; la sueur est plus facile ; le malade éprouve de la pesanteur et des lassitudes dans les membres, de la somnolence ; néanmoins il n'a plus de vertiges. Le larynx est dans le même état.

On suspend pendant deux jours l'usage des eaux ; on voyage. Le 25, mêmes doses et même nombre de bains ; on continue les inhalations. Le 7 juillet, état général excellent ; le larynx a beaucoup perdu de sa teinte sombre ; il y a moins d'engorgement dans l'arrière-gorge ; la luette est même revenue à l'état normal ; l'ulcération s'est amoindrie, la cicatrisation a commencé sur le milieu, d'un bord à l'autre, et l'a divisée en deux.

Le malade quitte l'établissement, emportant dix bouteilles de ses eaux, qu'il prendra aux faibles doses indiquées. Au bout de deux mois, le traitement terminé, le larynx était en très-bon état et ne conservait pas trace de l'affection. La voix était redevenue claire, et la vue avait repris toute sa netteté et sa vivacité. La fistule de l'aisselle persistait seule.

IIe Observation.

Bronchite phlegmorrhagique et fistule scrofuleuse.

Sujet. Propriétaire, vie oisive et sédentaire, intelligence peu cultivée, 50 ans, lymphatique, peau blafarde, embonpoint ordinaire, taille au-dessus de la médiocre, force musculaire assez développée, caractère gai et insouciant ; marié ; deux enfants ; sommeil mauvais, rêves anxieux, appétit fantasque.

Commémoratif. Carreau et teigne dans l'enfance, ganglions suppurés ; ancienne fistule près de l'oreille gauche, suite d'une inflammation lymphatique. Cette fistule ne suinte pas, mais donne de temps en temps une matière purulente abondante, à la suite des efforts de toux qui congestionnent la face. Après la puberté, l'habitude de l'onanisme avait abouti à un état de marasme grave ; il demeura sujet à des pollutions nocturnes qui le menacèrent d'épuisement jusqu'au mariage. Le père avait la goutte. Pleurésie à 28 ans ; pneumonie légère à 31 ans après une chasse forcée, et suppression définitive d'une sueur des mains qui les rendait constamment humides ; urines rares et fortes ; selles souvent diarrhéiques ; sueurs faciles.

État actuel. Depuis longtemps persistance d'une toux sèche matinale et bronchites fréquentes et interminables, surtout en hiver. La toux d'abord sèche, convulsive, très-fatigante, congestionne la tête, la face devient violette comme dans la coqueluche, puis la fistule laisse couler par flots du pus lié, blanc, environ une grande cuillerée ; en même temps la toux se calme, et des crachats abondants et purulents mettent fin à la toux, qui recommence peu d'instants après. Ces sortes de bronchites ont une durée d'environ six semaines et se répètent deux ou trois fois l'an. Dans l'intervalle, la toux sèche du matin persiste et provoque de temps à autre des vertiges, la congestion à la tête et l'irruption du pus par la fistule.

Le 20 juillet 1860, le malade se trouve dans cet état transitoire; il demande à prendre les eaux de Bondonneau qu'on lui a dit être bonnes pour prévenir ses bronchites et le guérir. Le poumon n'offre rien de particulier à l'auscultation, si ce n'est un râle muqueux persistant à droite.

Traitement. L'administration des eaux commence dès le 21 juillet : 1 bain par semaine, 1 litre d'eau par jour hors des repas. On en fait la boisson habituelle aux repas avec du vin. Le 6 août, les selles sont quotidiennes, mais fermes et moins faciles, l'appétit est excellent, le sommeil profond, le teint clair et animé, rien de changé du reste. Dès ce jour l'eau minérale est prise sans mesure, environ 4 à 5 litres par jour, le malade en fait sa boisson exclusive. De plus, deux ou trois inhalations par jour.

Il quitte l'établissement le 14 août, après un traitement de trois semaines, sans autre changement que l'amélioration de l'état général. Il emporte deux caisses d'eau minérale, et en prend chez lui environ deux bouteilles par jour pendant deux mois encore.

La toux habituelle disparut, et il ne survint aucune bronchite cet hiver; mais la fistule dont le pus était fort diminué ne se vidait plus; il y eut des vertiges et des menaces de congestion cérébrale. Une petite opération fut nécessaire pour arriver à la poche pyogénique, la détruire et amener une cicatrisation facile. Cependant un cautère au bras parut nécessaire pour remplacer ce point suppurant ancien. Depuis lors la santé est excellente, et les eaux de Bondonneau sont prises chaque année par mesure de précaution.

Remarques. En face de ces deux observations on se demande naturellement quel a été le rôle du médicament, c'est-à-dire de l'eau de Bondonneau.

Dans la première, elle a été donnée à faibles doses, et la guérison s'est produite rapidement. Dans la seconde, elle a été donnée en grande quantité et la guérison a eu lieu non moins sûrement, quoique avec plus de lenteur.

Où est ici l'indication similaire, homœopathique ?

Elle n'existe que pour le premier cas. Il est vrai que la nature scrofuleuse et psorique des deux affections sollicitait chez les deux malades l'emploi de ces eaux, dont l'action sur la vie végétative est caractérisée par son électivité sur les ganglions lymphatiques, les muqueuses et la peau.

Mais, dans le premier cas, ses propriétés homœopathiques étaient recherchées et appliquées par de faibles doses, et adaptées aux symptômes et à l'irritabilité d'un sujet dont l'hématose, loin d'être incomplète, était, au contraire, fatiguée par une animalisation trop rapide des matériaux alibiles : autre action élective de ces eaux.

Dans le second cas, l'hématose était amoindrie par les pertes fréquentes de l'organisme, et devenue incomplète par l'état torpide de la vie végétative. Les eaux de Bondonneau avaient à remplir une indication altérante, hématosique, soit à l'égard de l'état scrofuleux, de la fistule et de la bronchite muqueuse, soit à l'égard de la vie végétative, qu'il s'agissait d'exciter pour fournir au sang des matériaux plus convenables, mieux élaborés. Cette indication générale n'est pas homœopathique à tous les points de vue, mais elle n'en est pas moins déduite des propriétés de ces eaux. Elle constitue ce que l'on appelle la médication altérante, dont l'homœopathie ne tient peut-être pas assez de compte, et dont abuse l'allopathie, jusqu'aux excès les plus criants.

A propos de doses, bien que dans notre école on en ait beaucoup parlé, cependant nous ne possédons guère de lois directrices dans l'application de tous les degrès de l'échelle posologique. Il semble que les diverses sources des indications thérapeutiques devraient nous servir à fixer quelques données pratiques à cet égard.

Et pour ma part, je serais ravi que nos praticiens nous fissent part de leur expérience à ce sujet.

On ne peut nier que les considérations étiologiques n'aient une grande influence sur le choix des doses. Il en est ainsi pour les diverses formes et les variétés d'une même maladie, et plus encore pour son espèce; ainsi encore pour la constitution médicale, le climat et l'individualité du malade.

Non-seulement, en plusieurs de ces cas, la prescription échappe à la loi des semblables, mais encore l'indication de doses massives se produit sous l'empire de circonstances particulières; tandis que, d'autre part, l'expérience prouve que l'on obtient des effets différents des doses diverses du même médicament.

Dans la fièvre intermittente pernicieuse, sans considération pour la phénoménologie, le *sulfate de quinine* s'impose à hautes doses; l'examen des symptômes ne donne lieu qu'à des indications secondaires; par exemple : de l'*opium* dans la forme comateuse, du *tartre stibié* dans la forme gastrique sudatoire, de l'*ellébore blanc* dans la forme algide dysentérique, etc.

Dans l'apoplexie, le plus souvent l'*arnica* à la dose de plusieurs gouttes de la teinture est indiqué de prime abord, pour donner lieu ensuite au choix du médicament approprié à la variété de la maladie.

Les maladies endémiques, la fièvre intermittente, certaine suette, exigent des doses pondérables comme certaines cachexies et quelques diathèses. Enfin, peut-être est-il d'observation, que plus la médication est spécifique, plus les doses doivent s'élever : par exemple, pour le quinquina dans les fièvres intermittentes, pour le mercure dans la syphilis.....

Enfin, dans un certain nombre de cas, dans la médication altérante, les doses paraissent devoir être en harmonie avec les besoins de l'organisme. Et sous ce rapport nul ne saurait mettre en doute les bienfaits des eaux minérales.

Indépendamment des cas de ce genre, un même médicament peut suffire à remplir plusieurs indications, s'il est employé à des doses appropriées à chacune d'elles. Nous ne sommes pas assez enthousiaste d'une foule de médicaments nouveaux, mal étudiés, mal connus et préconisés au préjudice de la science et des malades, pour ne pas proclamer hautement cette vérité.

L'un de nos maîtres les plus regrettés, le Dr Tessier, après avoir fait observer, à la gloire de Hahnemann, que les doses fractionnées satisfont presque à toutes les indications, ajoutait : «Ainsi un petit nombre de médicaments, maniés avec intelligence, *à tous les degrés de l'échelle posologique*, peuvent suffire à la plupart des besoins de la thérapeutique» (*Étud. de méd. gén.*, 20ᵉ leçon).

Combien de fois, dans le cours de maladies catarrhales chroniques et autres, n'est-il pas utile de surexciter la circulation, afin de donner prise ensuite à des médicaments homœopathiques. Dans ces cas, par exemple, vingt gouttes de teinture d'*aconit*, données à propos, provoquent une fièvre factice, une poussée à la peau, et souvent une sueur abondante, point de départ d'une guérison qu'on sollicitait vainement par des doses infinitésimales. Le *tartre stibié*, qui, à des doses pondérables très-fractionnées, excite la diaphorèse, la fait cesser à doses infinitésimales, et agit puissamment sur les membranes séreuses à doses altérantes (triturations). L'*ipécacuanha*, sudorifique à doses pondérables et fractionnées, est en même temps, à pareilles doses, curatif de certains flux muqueux ; tandis qu'à doses plus faibles encore, il s'adapte très-bien à des fièvres violentes de l'enfance, précédées de convulsions ou les annonçant, à des accidents puerpéraux fébriles ou métrorrhagiques, à des névralgies congestives ; et qu'à doses homœopathiques infinitésimales, il est curatif d'un grand nombre de phénomènes morbides nerveux, gastriques, etc. Après tout, initiée à l'action physiologique des médicaments, riche des indications homœopathiques, pourquoi notre thérapeuthique se priverait-elle bénévolement des effets particuliers des fortes doses et des effets intermédiaires des doses fractionnées, médiocres ? Et pourquoi au lieu de les trouver dans nos vieux médicaments avec toute facilité, irait-elle les demander avec mille tâtonnements à des substances mal expérimentées ?

Je ne nie pas certaine électivité d'action de *l'aranea diadema*, du *nitro-glycerinum*, du *sulfure de carbone* lui-même, mais en attendant je préfère à ces médicaments ceux qui ont fait leurs preuves et qui remplissent toutes les indications qu'on leur demande, en variant les doses. Que l'on nous dote de nouveaux médicaments, c'est à merveille, mais qu'on ne les préconise pas sur une simple donnée *ab usu in morbis*, avec une pathogénésie écourtée ou même sans cette recommandation expérimentale.

PARIS. -- IMPRIMERIE A. PARENT, RUE MONSIEUR-LE-PRINCE, 31.

BARBE-BLEUE.

AIR : *C'est un Rubens.* (Barbe-Bleue.)

Les p'tits crevés.
Veiller, jouer, aimer et boire
Nous mènent vite à cette gloire!
La pomme est aux plus énervés.
On se sent les plus fiers des hommes
D'être à vingt ans ce que nous sommes,
Les p'tits crevés!
(*Il se rendort.*)

LE CHIC. On ne le lui fait pas dire!

MADAME BARBE-BLEUE. Et comme ça, je suis tranquille !

MORISSON. C'est égal. C'est une drôle d'existence pour une femme comme il faut.

LE CHIC. Se déguiser en cocotte, c'est le chic.

MORISSON. Et ça vous amuse, tout ça?

MADAME BARBE-BLEUE. Quelquefois. (*Donnant un coup de cravache à Barbe-Bleue.*) De la tenue, donc !

LE CHIC. Quelquefois, mais pas toujours. Je te l'ai dit, et tu le vois.

AIR : *Beauté.*

J'ai mes forçats, mes martyrs, mes victimes,
Et tel qu'on voit triompher en public
Traîne souvent, — châtiments légitimes, —
Un lourd boulet dans les bagnes du chic.
Regarde-les là-bas, sur la pelouse.
L'envie est là, boulet de chaque jour
Pour telle dame, et de grand nom, jalouse
D'une Phryné, qui l'envie à son tour.
L'une a le titre, et l'autre a l'équipage.
Ce qu'on n'a pas, c'est ce qui plaît le plus.
Bébé-Toutou n'entre pas au pesage,
Mais ses chevaux y seraient bien reçus.
Là, tu verras des pères de famille,
Gens enrichis par quelque dur labeur,
Qui, traînés là par leur femme et leur fille,
Sentent leur dos se mouiller de sueur,
Se disant : Moi, qui me croyais sage,
Je suis donc là !... Bien plus, elles y sont!
Les yeux hardis et le rouge au visage...
Tant sur la joue, et si peu sur le front !
Regarde-les assis autour des tables,
Femmes sans nom et garçons de loisir ;
Demande-toi quels soucis redoutables
Courbent ces fronts pâlis par le plaisir.
C'est le regret, c'est l'ennui, c'est la crainte,
La lâche peur du jour déjà prochain,
Où le viveur, quittant l'orgie éteinte,
Ne pourra plus la rallumer demain !
Car il sait bien que, la fête finie,
Ne soupant plus il lui faudra dîner,
Et qu'être habile à dépenser sa vie
Empêche d'être habile à la gagner.
Triste boulet! il en est de plus drôles,
Tel est celui du buveur entêté,
Qui pense, tout en bavant ses paroles,
Que tout à l'heure il lui faudra du thé.
Demain pourtant il videra les verres.
Laisse donc faire et ris-en avec moi.
On ne plaint pas des forçats volontaires,
Et je leur dis comme je dis à toi :
J'ai mes forçats, mes martyrs, mes victimes ! etc.

REPRISE EN CHOEUR.

Oui, le chic a ses forçats, etc.

SCÈNE VI

LES MÊMES, LES PATINEURS.

KORIAK, *annonçant.* M. le prince et madame la princesse de Nininschni. Monsieur le prince et madame la princesse de Kikimoka.

LE CHIC. Ah! on va dîner. Ça te va?

MORISSON. Je me le demande, si ça me va.
(*Entrent quatre Patineurs, qui exécutent diverses passes.*)

CHOEUR.

KORIAK, *annonçant.* Ces dames sont servies.
(*Il tombe.*) Trente-neuf! (*Chantant.*)
Il est plus dangereux de glisser...

LE CHIC. La main aux dames! (*Morisson, Drôlet et Barbe-Bleue se précipitent et tombent.*) Martyrs du chic !

REPRISE DU CHOEUR.

ACTE TROISIÈME

—

CINQUIÈME TABLEAU

Une cuisine richement décorée.

—

SCÈNE PREMIÈRE

LA CHRONIQUE, LA CRITIQUE, L'ANNONCE, LE CANARD, LE DUEL, LE MONDE CULINAIRE, *puis* L'AGE DE PAPIER. (*Tous sont occupés aux fourneaux.*)

CHOEUR.

AIR : *Montez sur ce palanquin.* (Barbe-Bleue.)

Journalistes marmitons,
Pour les bourgeois, nos patrons,
Cuisinons, cuisinons.
Le monde attend que nous servions!

L'AGE DE PAPIER, *entrant.* Chaud! chaud! Ça s'avance-t-il? Le Monde du sport?

LA CHRONIQUE. J'ai un cheval à la broche.

L'AGE DE PAPIER. Le Monde des Arts?

LA CRITIQUE. J'ai trois pièces de résistance sautées à la casserole.

L'AGE DE PAPIER. Le Monde des Faits divers.

LE CANARD. J'ai une douzaine de canards à la sauce piquante.

L'AGE DE PAPIER. Le Monde du demi-monde?

L'ANNONCE. J'ai quatre cocottes aux petits oignons.

L'AGE DE PAPIER. Très-bien! Le menu du jour est appétissant. Nous pouvons attendre l'abonné.

LE DUEL. Voici quelqu'un.

L'AGE DE PAPIER. Très-bien. Allez!

REPRISE DU CHOEUR.

(*Sortie.*)

SCÈNE II

L'AGE DE PAPIER, MORISSON, LE CHIC.

L'AGE DE PAPIER. Entrez, mes maîtres, vous n'êtes pas de trop.

MORISSON. Trop aimable.

L'AGE DE PAPIER. A quel journal vais-je vous abonner? Voulez-vous le *Moniteur des Eaux?*

LE CHIC. Des Eaux !

L'AGE DE PAPIER. C'est le journal officiel de cette année.

MORISSON. C'est vrai. Il a tant plu. Est-ce que c'est le vôtre?

L'AGE DE PAPIER. Le mien ! Mais je suis tous les journaux à moi tout seul.

MORISSON. Mâtin ! vous devez tenir de la place dans le monde.

L'AGE DE PAPIER. Toute la place. Je suis l'âge de papier.

MORISSON. Bah ! Je ne connais pas.

LE CHIC. Mais si. Il y a eu l'âge d'or, les âges d'argent, d'airain, de fer. A présent....

L'AGE DE PAPIER. A présent, c'est mon tour.

AIR de Nadaud.

Le papier (*bis*)
Commande au monde entier,
Le papier (*bis*)
Règne de la loge au grenier !
Dix mille gens, pris de la soif d'écrire,
Tous les matins passent leurs pantalons
En se disant : Tiens! je n'ai rien à dire;
C'est le moment... A l'ouvrage, écrivons !

LE CHIC.

Et le papier, le soir,
De blanc devenu noir,
Partout sous le soleil
Porte la joie... et le sommeil !

MORISSON.

Feuilles partout, feuilles de toutes sortes.
Ça meurt souvent, mais ça repousse, hélas!
Quand vous verrez tomber les feuilles mortes,
Si vous m'avez aimé, qu'ell's ne r'poussent pas !
Car c'est trop de journaux !
J'aime peu ces assauts,
Où tous font les gros yeux
A qui ne pense pas comme eux.

LE CHIC.

Crétins, dit l'un; pignoufs, ajoute l'autre.
On est toisé ; car, comme il est certain
Que l'un des deux avis n'est pas le vôtre,
On est pignouf... à moins d'être crétin !

L'AGE DE PAPIER.

Des journaux on médit
En vain ; par eux tout vit.
C'est d'eux que tout provient;
Et l'avenir leur appartient.

MORISSON.

Leur avenir?... il accourt, il est proche;
Car je le vois dans ce dicton prudent :
Il faut avoir du papier dans sa poche!
Or, il est sûr qu'on n'en eut jamais tant !

TOUS.

Le papier, etc.

LE CHIC. C'est égal; nous sommes venus pour nous abonner; abonnons-nous.

MORISSON. Volontiers. Mais je voudrais d'abord m'informer...

L'AGE DE PAPIER. De la prime, naturellement. Voulez-vous, pour un abonnement de vingt-deux francs, trois cents francs de livres ou une boîte d'allumettes, au choix?

MORISSON. Non.

LE CHIC. Peuh!

L'AGE DE PAPIER. Voulez-vous des mandarines?

LE CHIC. Ah! c'est bon, ça.

MORISSON. Oui, mais...

AIR de *la Robe et les Bottes.*

J'ai trop peur, selon mon estime,
De n'être pas assez lettré.
Car le journal qui donna cette prime
L'offrait au lecteur éclairé.
De son public sans cesse, en ses tartines,
Il vantait l'esprit, et je crains
D'après ça que les mandarines
Ne soient que pour les mandarins.
Oui, j'ai peur, etc.

L'AGE DE PAPIER. Alors, voulez-vous une poupée?

MORISSON. Vivante ?

LE CHIC. Veux-tu te taire, gamin?

MORISSON. Enfin, donnez-moi ce que vous voudrez. D'ailleurs, ce n'était pas ça que je demandais. C'était un échantillon de vos procédés.

L'AGE DE PAPIER. Très-bien!

LE CHIC. Et d'abord, pourquoi cette cuisine ?

L'AGE DE PAPIER. C'est un progrès.

MORISSON. Ça? On a toujours parlé de la cuisine du journal.

L'AGE DE PAPIER. Oui, mais jamais du journal de la cuisine.

LE CHIC. Le voilà, le progrès.

L'AGE DE PAPIER. Parmi les divers mondes

Du monde, j'ai mis au premier rang le monde culinaire. Vous allez le voir. (*Il frappe sur une casserole.*)

SCÈNE III

Les Mêmes, LE MONDE CULINAIRE.

Air : *L'amour, un jour.*

Voilà, voilà !
J'accours pour vous plaire.
Voilà, voilà !
Que demand'-t-on là ?
Voilà, voilà
Le mond' culinaire !
Voilà, voilà !
J'accours, on y va !

L'assiette et le verre
A tous savent plaire ;
Rien n'est sur la terre
Moins trompeur que ça.
Faire bonne chère,
Le bonheur est là !
Voilà, etc.

REPRISE EN CHŒUR.

Voilà, voilà !
Il vient pour nous plaire, etc.

MORISSON. Je le trouve appétissant tout plein, ce monde-là.

L'AGE DE PAPIER. Attendez donc. Laissez-le vous lire le menu du jour.

LE MONDE CULINAIRE. Voici. (*Lisant sur un long papier.*) « Le potage à la bisque... La barbue à la Crésus... L'olive à la reine. » Ici la recette de ce mets exceptionnel.

LE CHIC. Voyons !

LE MONDE CULINAIRE. Vous prenez un sanglier.

MORISSON. Pour une olive !

LE MONDE CULINAIRE. Vous mettez dedans un chevreuil...

LE CHIC. Pour une olive !

LE MONDE CULINAIRE. Dans le chevreuil un lièvre, dans le lièvre un faisan, dans le faisan un perdreau...

MORISSON. Pour une olive !

LE MONDE CULINAIRE. Dans le perdreau, une caille, dans la caille une grive, dans la grive... une olive !

LE CHIC. Ah !

LE MONDE CULINAIRE. Dont vous avez remplacé le noyau par un anchois. Vous faites rôtir à point, et...

LE CHIC. Et vous servez chaud.

LE MONDE CULINAIRE. Et vous jetez le tout par la fenêtre, excepté l'olive.

MORISSON. Bigre ! pour manger une douzaine d'olives comme ça à chaque repas, il ne faut pas être carreleur de souliers.

LE MONDE CULINAIRE. Si vous y regardez de si près, mangez des pommes de terre à l'huile.

LE CHIC. Doucement...

Air : *On dit que je suis sans malice.*

Baron, voulez-vous que j' vous dise ?
C'est une grande et noble entreprise
Que de faire ainsi venir l'eau
A la bouche du public badaud.
Mais si vous voulez qu'on vous fasse
Une statue, il faut qu'en place
D'envoyer le menu tout sec,
Vous envoyiez l' fricot avec !

MORISSON. Sans ç', ne comptez pas sur moi.

LE MONDE CULINAIRE. Bonsoir, alors. Je me retire dans le silence de l'office pour méditer le menu de demain. Je n'ai pas mon rôti.

SCÈNE IV

Les Mêmes, PATOUILLOT. (*Il est ivre.*)

PATOUILLOT. Eh bien ! je vous l'apporte, moi ; et de la bonne viande.

MORISSON. Vous êtes boucher ?

PATOUILLOT. Boucher vous-même. Je suis cocher, et cocher à pied encore.

L'AGE DE PAPIER. A pied ?

PATOUILLOT. Tout le temps. C'est la liberté qui en est cause.

LE CHIC. Quelle liberté ?

PATOUILLOT. La liberté des voitures, donc !

Air : *Les cochers sont en grève.* (Lanterne Magique.)

Liberté, noble privilége,
Tu fais mon bonheur, et pour lors,
C'est l' moment d' grimper sur un siége,
Puisque fiacres, coupés, milords,
Voitures de tous les calibres,
A présent peuvent rouler sans trac...
Clic, clac, clic, clac, clic, clac !
Les voitures sont libres !
Clic, clac, clic, clac, clic, clac !
Roulons, roulons sans trac.

REPRISE EN CHŒUR.

PATOUILLOT. Ça va bien. Mais, dès le premier jour, v'là un particulier qui trouve que je ne vais pas assez vite. Moi, je suis libre... je lui flanque une tatouille... à pied pour un mois.

LE CHIC. Ça valait ça.

PATOUILLOT. Vous trouvez, Coco ? Je remonte sur mon siége. Qu'est-ce que vous croyez qu'il m'arrive ?

L'AGE DE PAPIER. Dites !

PATOUILLOT. Il m'en arrive un qui veut aller au pas. Moi, je suis libre, n'est-ce pas ? Je lui applique une tripotée. A pied pour deux mois. La liberté des voitures, c'est donc la liberté des voyageurs alors ! Et sans compter qu'on m'insulte ; on dit que j'ai bu. (*A Morisson.*)

Air :

Je vous d'mand' un peu, mon brave homme,
Si j'ai l'air d'avoir bu ?

MORISSON.
Pouah !
J' me l' demande aussi.

PATOUILLOT.
Voilà comme
On vous juge les gens, voilà !
Mais si j' bois, c'est seul'ment, je l' jure,
Dans deux circonstances : quand j'ai
Mangé le matin d' la friture...

LE CHIC. Et ?..,

PATOUILLOT.
Et quand je n'en ai pas mangé.

L'AGE DE PAPIER. Enfin, qu'est-ce que vous nous voulez ?

PATOUILLOT. Puisque je suis toujours à pied, je n'ai plus besoin de ma bête, je vous l'amène.

LE MONDE CULINAIRE. Pour quoi faire ?

PATOUILLOT. Pour faire votre cuisine, donc.

LE MONDE CULINAIRE. C'est une idée.

MORISSON. Avec votre cheval ?

PATOUILLOT. D'où sort-il, celui-là ?

LE CHIC.

Air de *l'Héritière.*

Ça ne doit pas t' sembler étrange,
On aime tant les chevaux à présent !

MORISSON.
On les aime tant qu'on les mange !
A dire vrai, j'en suis content.
Ce goût-là va m'épargner un tourment.

Ça m'agaçait d'entendre sur leur lyre
Les poëtes pousser des hélas !
A l'avenir, ils ne pourront plus dire
Que Pégas' ne les nourrit pas...
Qu'ils le mang'nt et ne m'ennuient pas !

LE MONDE CULINAIRE, *à Patouillot.* L'idée de ce nouveau mets me sourit. J'ai seulement peur qu'il soit un peu maigre, votre animal.

PATOUILLOT. Lui !

Air :

Mettez-moi ça sur un feu lent,
Avec des oignons, d' l'échalotte,
Du lard, des carottes, du vin blanc,
Et laissez l'temps que ça mijote.
Je vous jure sur mon honneur
Que, traité par cette méthode,
Il vaudra bien Gladiateur.

LE CHIC.
Ça f'ra deux chevaux... à la mode.

LE MONDE CULINAIRE, Allons-le voir.

CHŒUR.

Air : *Les Cochers sont en grève.*

Clic ! clac ! clic ! clac ! etc.

(*Patouillot et le Monde culinaire sortent.*)

SCÈNE V

LE CHIC, MORISSON, L'AGE DE PAPIER.

L'AGE DE PAPIER. Eh bien ! que dites-vous de cet échantillon ?

MORISSON. Ça m'a mis en appétit.

LE CHIC. Autre chose.

L'AGE DE PAPIER. A vos ordres ! (*Il frappe sur une casserole.*)

SCÈNE VI

Les Mêmes, L'ANNONCE, LE CANARD.

L'AGE DE PAPIER. Voici le monde des faits divers, qui tient un peu de place, et le monde des annonces, qui en tient beaucoup.

LE CHIC. Vous pouvez le dire.

MORISSON. Oh ! les deux tiers du journal seulement.

L'ANNONCE. Et j'espère bien empiéter encore. Je commence déjà à me glisser dans le roman-feuilleton.

LE CHIC. Ça doit ajouter à l'intérêt.

L'ANNONCE. Jugez-en. Voici mon feuilleton d'aujourd'hui.

MORISSON. Attendez que je me mouche. (*Il lit.*) « Gontran, annoncé par un domestique dont la livrée venait de chez Kalendermann, rue des Jeûneurs, 15, entra chez la comtesse. Elle était charmante. Ses dents, fournies par Turbiau, cour des Fontaines ; ses magnifiques cheveux, achetés chez Merlandoux, l'artiste de la rue Tirechappe, brillaient d'un éclat que rehaussait un charmant embonpoint, dû à la délicieuse Revalescière Dubarry. »

LE CHIC. On voit ça d'ici.

MORISSON. « Gontran ne put s'empêcher de s'écrier à voix basse : Nom d'une pipe d'écume fabriquée au passage des Princes, qu'elle est belle ! »

L'AGE DE PAPIER. Hein ? comme c'est écrit !

LE CHIC. Avec un naturel exquis. Si tout le journal est comme ça...

L'AGE DE PAPIER. Tout. Voulez-vous un fait divers ?

LE CANARD. Voici.

Air de Lindheim. (Royaume des Femmes.)

Un épicier d' la Beauce
Qui n'avait pas d'enfants,
Vit sa femme dev'nir grosse
A l'âge de cent sept ans.

LE CHIC.

A cet âge là, vraiment !
Comme on s'instruit en lisant!

TOUS.

Coin ! coin ! coin! coin !

LE CANARD.

Il s' trouvà, les couch's faites,
Six moutards d'un seul coup,
Avec chacun deux têtes ;
Le d'mi quart'ron en tout.

LE CHIC.

On se sent tout émouvé
En pensant qu' c'est arrivé.

TOUS.

Coin ! coin ! coin ! coin!

LE CANARD.

Il en d'vint fou, faut croire;
Il dit : Gardez l' plus beau,
Le jaune à tête noire;
Jetez tout le reste à l'eau.

LE CHIC.

Si c' n'était pas imprimé,
On ne le croirait jamé !

TOUS.

Coin ! coin ! coin ! coin !

MORISSON. Si ça ne donne pas envie de se
faire journaliste, rien que pour raconter des
histoires comme ça !

REPRISE DU CHŒUR.

(*L'Annonce et le Canard sortent.*)

SCÈNE VII

LE CHIC, MORISSON, L'AGE DE PAPIER.

LE CHIC. Dans quel monde allons-nous entrer à présent?
L'AGE DE PAPIER. Voulez-vous le monde ju-
diciaire?
MORISSON. Oh! merci! J'en ai assez de
celui-là. On en abuse.

AIR d'*Aristippe*.

Procès partout, procès de long en large;
Procès Cartouche et puis procès Mandrin,
Lacenair', Castaing, Fualdès, madam' Lafarge...
Quand c'est fini, l'on recommence, et j' crain
Que mon journal ne donne un beau matin
Le plaidoyer qui fut prononcé contre
Catilina par maître Cicéron.
Je n' serais pas même étonné qu'on nous montre
L' procès du p'tit tranché par Salomon.

L'AGE DE PAPIER. Alors, le monde du
monde ! (*Il frappe.*)

SCÈNE VIII

LES MÊMES, LA CHRONIQUE.

LA CHRONIQUE.

AIR de *Polichinelle*.

Voilà ! Je suis la Chronique, et chronique
Partout, sur tout; j'ai cent yeux et cent bras.
Plus de secret! Grâce à mon zèle chronique,
Ce que je sais, ce que je ne sais pas...
C'est le secret
Le secret de Polichinelle.
Grâce à mon zèle
Indiscret,
Tout se connaît.
Madame d'A..., la petite marquise,
Dans les salons n'a pas toujours fleuri.
Je puis vous dire où le marquis l'a prise,
Ce qu'elle fut, et ce qu'est son mari.

TOUS.

C'est le secret, etc.

MORISSON.

J'ai grâce à vous su que, le jour de Pâques,
Le boursier B... r'çut un coup d' pied... Où ça?

Dis-je ! On m' répond : derriér' la tour St-Jacques.
Ça n'est pas ça que j' demandais... Mais bah !

TOUS.

C'est le secret, etc.

LE CHIC.

A la charmante enfant de madame H...
Qu'un militaire embrassait tendrement,
On demandait: Ça pique, hein! la moustache?
Ça ! dit Titine; oh! moi pas, mais maman.

TOUS.

C'est le secret, etc.

LA CHRONIQUE. Ah! quand je pense qu'i
me faut trouver des anecdotes comme ç'
tous les jours !
MORISSON. Ça vous donne une riche idée de
vous-même, hein?
LA CHRONIQUE. J'avoue que je me gobe
assez.
LE CHIC. Heureusement vous êtes moins
difficile avec vos anecdotes que les femmes
avec leurs robes de bal ; vous mettez plusieurs fois la même.
LA CHRONIQUE. Si je vous récitais ma prochaine causerie, vous verriez bien.
LE CHIC. Essayez! Je parie que je connais la
chose.
MORISSON. Ah! nous allons voir. Je tiens
pour lui.
L'AGE DE PAPIER. Et moi pour elle!

LA CHRONIQUE.

Air : *La Gantière et le Brésilien* (Vie Parisienne).

Au bois, un jour la belle Arsène
Vit chevauchant le jeune Arthur.

LE CHIC.

Le feu brillait dans l'œil d'Arsène,
Il alla droit au cœur d'Arthur.

LA CHRONIQUE.

Le vent d'amour soufflait : Arsène
Alla dîner avec Arthur.

LE CHIC.

C'étaient deux enfants, mais Arsène
N'était pas tant enfant qu'Arthur !

LA CHRONIQUE.

On mit les trente-huit ans d'Arsène
Avec les dix-neuf ans d'Arthur.

LE CHIC.

En bloc! On n'est pas une Arsène
Pour compter avec un Arthur.

TOUS.

En bloc! On n'est pas, etc.

LA CHRONIQUE.

Et sans compter, la belle Arsène
Prit les louis du jeune Arthur.

LE CHIC.

Puis, pour parer la belle Arsène,
Il emprunta, le jeune Arthur.

LA CHRONIQUE.

Mais vous ignoriez, belle Arsène,
Vous ne saviez pas, jeune Arthur...

LE CHIC.

Que c'est crime, ô si belle Arsène,
De plumer un si jeune Arthur.

LA CHRONIQUE.

En cage on mit la belle Arsène ;
Ça mit en pleurs le jeune Arthur.

LE CHIC.

La morale est, trop belle Arsène ;
Se méfier d'un trop jeune Arthur !

TOUS.

La morale est, etc.

MORISSON. Bravo! J'ai gagné!
L'AGE DE PAPIER. J'en conviens.
LA CHRONIQUE, *regardant Morisson.* Attendez
donc! vous avez une bonne tête, vous.
MORISSON. Dam! pas mauvaise.
LA CHRONIQUE, *regardant Morisson.* Il doit
vous être arrivé des choses...

MORISSON. Quelles choses?
LA CHRONIQUE. Des choses qui feraient rire
si on les racontait.
MORISSON. Ah! mais!
LA CHRONIQUE. Dites-moi ça en confidence.
MORISSON. Non, vous le diriez!
LA CHRONIQUE. Jamais! Je l'écrirais, par
exemple. Voyons, portez-vous de la fla-
nelle... ou autre chose?
MORISSON. Mais vous entrez dans ma vie
privée.
LE CHIC. Je déclare qu'elle y entre.
LA CHRONIQUE. Ça vous déplaît?
MORISSON. Ce n'est pas gentil, d'autant que
je n'ai pas de journal pour entrer dans la
vôtre.

AIR de *l'Écu de six francs*.

Ce n'est pas que je sois bégueule;
Mais en ceci vous fait's l'effet
D'une portière forte en gueule,
Qui tout à loisir cracherait
Des sottises au nez d'un muet.
Pour me frapper, vous avez gaule,
Canne, cravach', gourdin, bâton,
Pistolet, revolver, canon,
Et moi j'ai... l' droit d' trouver ça drôle!

LA CHRONIQUE. Vous pouvez me demander
une réparation.
MORISSON. Je me le demande, si je vous la
demande.
LE CHIC. Morisson!...
L'AGE DE PAPIER. Une affaire! Très-bien!
(*Il frappe.*)

SCÈNE IX

LES MÊMES, LE DUEL.

LE DUEL. Présent !
MORISSON. Qui est ce guerrier?
L'AGE DE PAPIER. C'est un de mes collabo-
rateurs, et un de ceux qui ont le plus d'ou-
vrage... Le duel.
LE CHIC. Voilà ce que je craignais.

LE DUEL.

Air des *Mousquetaires de la Reine*.

Et d'estoc et de taille,
Puisque l'on se chamaille,
Sans pitié ni merci,
Nous allons en découdre ici !
Il faut, selon l'usage,
Prouver votre courage.
En garde, raffinés,
En garde, et mangez-vous le nez !

REPRISE EN CHŒUR.

Et d'estoc, etc.

MORISSON. Un instant!
LE CHIC. L'affaire peut s'arranger.
LE DUEL. Jamais. A moins qu'un bon petit
procès-verbal...
MORISSON. C'est ça. Écrivons.
LA CHRONIQUE. Vous consentez à reconnaî-
tre que vous êtes un polisson !
MORISSON. Pas du tout.
LE DUEL. Alors, en garde.
MORISSON. Encore moins.
LE CHIC, *riant.* Es-tu poltron! On ne se fait
pas de mal.
LE DUEL. Jamais!

AIR : *Je suis veuve d'un colonel.* (La Vie Parisienne.)

On vous appelle paltoquet !
Votre honneur s'en indigne;
Vos amis disent : C'est parfait!
Et règlent la consigne.
Armés de l'outil qui leur plaît,
Face à face on s'aligne;
On se rate, ou le guignon fait

Parfois qu'on s'égratigne.
Et voilà l'honneur satisfait,
Et sur toute la ligne !
Saint honneur, es-tu satisfait ?

TOUS.

Certes, l'honneur est satisfait.
Ra pla, pla, pla !

L'AGE DE PAPIER. Et ça donne du relief.
MORISSON. C'est égal. Ça fait toujours du dérangement. J'aime mieux le procès-verbal.
LE DUEL. A votre aise. Ce sera donc pour une meilleure occasion.

SCÈNE X

LES MÊMES, LE MAJOR TRICHMANN, GULISTAN.

TOUS DEUX, *entrant*. Des témoins ! des témoins !
L'AGE DE PAPIER. Pourquoi faire ?
MORISSON. Est-ce qu'ils veulent se marier ?
LE CHIC. Ensemble !... C'est invraisemblable.
LE MAJOR. Je veux purger la terre de ce gredin-là.
GULISTAN. Je veux faire mordre beaucoup de poussière à ce vilain être.
LE DUEL. Et il vous faut des témoins. Nous vous en servirons.
LE CHIC. Volontiers.
MORISSON. Soit ! Voilà comme j'aime les duels, moi, quand ce sont les autres qui se battent.
LE DUEL. Réglez donc les conditions, tandis que nous allons entrer dans quelques explications avec ces messieurs. (*Le Chic et Morisson remontent.*)
L'AGE DE PAPIER. Vos noms d'abord.
GULISTAN. Ce pas grand'chose, c'est le major Trichmann.
LE MAJOR. Ce rien du tout, c'est mon ami Gulistan. Ici donc !
L'AGE DE PAPIER. Deux amis !
LE MAJOR. Voudriez-vous que je me coupasse la gorge avec un individu que je ne connaîtrais pas ?
GULISTAN. Oh ! fi ! Ce serait du propre !
LE DUEL. Ça se fait, entre amis. Et vos raisons ?
LE MAJOR. Le monde nous déplaît.
GULISTAN. Il nous dégoûte, le monde.
LE MAJOR. Vous allez vous faire, vous. (*Gulistan s'éloigne.*) Ici donc ! Nous avons vécu sous d'autres noms, autrefois ; n'est-ce pas Bertrand ?
GULISTAN. Ah ! c'était le bon temps.
LE MAJOR. Nous étions des malins, alors. Mais à présent, quel changement ! Le progrès nous a tués.

AIR : *En vérité, je vous le dis.*

Tout le monde est plus fort que nous ;
Nous avons tâté des affaires,
Et ce sont les actionnaires
A la lune qui font des trous.
J'ai voulu prendre une maîtresse ;
Elle a mangé mes derniers sous.
Mon caissier a volé la caisse...
Tout le monde est trop fort pour nous !

GULISTAN. Ajoutez qu'on nous a sifflés, nous !
LE MAJOR. Voilà pourquoi nous avons résolu de nous suicider mutuellement.
LE DUEL. Si c'est votre idée... (*Le Chic et Morisson reviennent en scène.*) C'est arrangé ?
LE CHIC. A peu près. (*A Morisson.*) Après ça, si tu y tiens...
MORISSON. Non, je ne veux pas te contrarier.
LE CHIC. Non, je t'assure... ça m'est égal.
MORISSON. Je t'en prie. Fais donc !

LE CHIC. Alors ces messieurs se battent au pistolet. On les mettra dos à dos, à cinq pas. Au signal donné, ils se retourneront et feront feu.
LE DUEL. Ça vous va ?
LE MAJOR. C'est charmant.
LE DUEL. Tenez ! (*Il leur donne des pistolets qu'il tire de sa ceinture.*)
GULISTAN. O ma mère !
LE MAJOR, *déjà en place*. Ici donc !
LE DUEL. Vous y êtes ! Une ! deux ! trois ! Feu ! (*Trichmann et Gulistan se retournent et tirent sur Morisson et sur Le Chic.*)
LE CHIC. Saperlotte !
MORISSON, *tombant*. Oh ! que c'est bête ! (*Le major et Gulistan se sauvent chacun d'un côté.*)

SCÈNE XI

MORISSON, LE CHIC, L'AGE DE PAPIER, LE DUEL, LA CHRONIQUE.

LE CHIC, *à Morisson*. Tu es blessé ?
MORISSON. Je me le demande.
LE DUEL. Il n'y a pas de risque. Il n'y avait pas de balles dans les pistolets, par prudence.
MORISSON. Ah ! tant mieux ! Tiens ! je n'ai plus ma chaîne.
LE CHIC. Dam ! on a dit : Feu ! Ils ont cru qu'il fallait faire la chaîne.
LA CHRONIQUE. Elle est bonne. Ça me fera un article.
LE CHIC. C'est un joli tour de coquins.
LE DUEL. Vous n'avez pas le droit d'en dire du mal. Ils se sont battus ; l'honneur est satisfait.
LE CHIC. Eh bien ! si l'honneur est satisfait, moi je ne le suis pas.
LE DUEL. Qu'est-ce qu'il vous faut donc ?
LE CHIC. Ça m'enrage de voir ce que je vois. Et si je tenais là le meilleur et le plus loyal de vous tous, je lui dirais...
MORISSON. Quoi ?
LE CHIC. Je lui dirais : Vous avez le nom, l'esprit, le talent ; vous marchez droit sur un terrain en pente. Voilà votre honneur à vous, et ça doit vous suffire. Quant au reste...

AIR : *Simple soldat.*

Quel est-il donc, cet honneur insensé,
Qui vous commande, et qui de vous peut faire
Le meurtrier d'un brave homme offensé,
Ou bien l'égal d'un indigne adversaire ?
Vous serrerez la main d'un plat voleur,
Quand son épée aura touché la vôtre.
Vous êtes brave ?... Eh bien ! n'ayez pas peur,
Et dites haut qu'il est, ce faux honneur,
Bon pour ceux qui n'en ont pas d'autre !
Qu'il reste à qui n'en a pas d'autre !

MORISSON. Il a raison.
L'AGE DE PAPIER. Ça pourrait bien être. Je défendrai le duel à mes rédacteurs.
LE DUEL. Ça sera pâle, les journaux.
L'AGE DE PAPIER. Nous ferons battre nos abonnés.
MORISSON. Bon ! je ne m'abonnerai pas. Allons-nous-en !
LE CHIC. Où ça ?
MORISSON. Une idée neuve ! Allons au spectacle. Il y a bien un programme ici.
L'AGE DU PAPIER. Mieux que ça ! (*Il frappe.*)

SCÈNE XII

LES MÊMES, L'ANNONCE, LE CANARD, LE MONDE CULINAIRE, *puis* LA CRITIQUE.

L'ANNONCE. Le maître a appelé ?
L'AGE DE PAPIER. Pas vous ; la Critique.
LA CRITIQUE, *entrant*. Qui faut-il éreinter ?

LE CHIC. Nous voulons seulement vous consulter sur l'endroit où nous passerons notre soirée.
LA CRITIQUE. A vos ordres.

AIR des *Méli-Mélo.*

Je vais suivant votre désir,
Si vous n'êt's pas trop difficiles,
Drame, féerie ou vaudevilles,
Ici vous donner à choisir.
Au Gymnase, on peut sous ses voiles
Voir *Héloïse Paranquet,*
Drame par monsieur Trois-Étoiles,
Un inconnu qu' tout l' mond' connaît.

MORISSON.

C'est trop vieux pour me tenter. Non !

LE CHIC.

Tu verrais, dans ce drame intime,
Pourtant comme par l'anonyme
On arrive à se faire un nom.

LA CRITIQUE.

Allez à l'Ambigu-Comique,
Vous verrez *le Mangeur de fer.*

MORISSON.

Peuh ! le sujet est bien antique
Et le style n'est pas d'hier.
On a trop oublié qu'il faut,
Du passé laissant la défroque,
Être toujours de son époque,
Et manger l' fer... quand il est chaud.

LA CRITIQUE.

Est-ce *les Parisiens à Londre* ?

LE CHIC.

Non pas ! Si Londres leur plaisait,
Ces Parisiens, j'en puis répondre,
D'y rester auraient très-bien fait.

LA CRITIQUE.

Ce sont donc *les Thugs à Paris* ?

MORISSON.

Non, ceux-là, pour c' qu'ils sont venus faire
Aux Variétés, n'avaient guère
Besoin de quitter leur pays.

LA CRITIQUE.

Voyez *le Gendre*, — c'est facile ! —
Ou *le Maître de la Maison.*
C'est bonnet blanc au Vaudeville,
C'est blanc bonnet à l'Odéon.

LE CHIC.

Merci ! *l' Maître de la Maison*
A trop tort de r'ssembler au *Gendre*,
A moins que *le Gendre*, à tout prendre
De lui r'ssembler n'ait pas raison.

LA CRITIQUE.

Du *Nouveau Cid*, cette merveille,
Allez admirer les exploits.

MORISSON.

Non. On dit qu'il imit' Corneille...
Ça s' voit bien... il abat des noix.

LE CHIC.

C'est tout ce que j' peux vous offrir,
Ah ! vous êtes trop difficiles ;
Drame, féerie ou vaudevilles,
Vous aviez pourtant à choisir.

REPRISE EN CHŒUR.

MORISSON. Non, ce n'est pas tout ça. On m'a parlé d'un théâtre qui est tout ce qu'on a jamais vu de plus extraordinaire.
LA CRITIQUE. Le nouveau cirque Franconi. Est-ce ça ?
MORISSON. Je me le demande, si c'est ça.
LE CHIC. Oui, mais on n'y va pas comme ça. Il faut être fou.

MORISSON. Eh bien! nous nous déguiserons. J'en suis déjà comme une petite folle...

LE CHIC. Allons-y, alors.

Air de *Croquefer.*

L'entreprise est suprème,
Es-tu bien résolu?
Ne t'en prends qu'à toi-même;
Car tu l'auras voulu.

MORISSON.

Non, pour moi pas d'obstacle;
Je brave les regrets.
Je veux voir ce spectacle,
Et puis mourir après.

LE CHIC.

Alors, allons-y donc gaiement;
On n'a d' plaisir que c' qu'on en prend.

TOUS.

Alors, allez-y donc, etc.

(*Changement.*)

SIXIÈME TABLEAU

Le théâtre du Prince-Impérial, vu de la scène. Au fond, la piste, puis la salle. Un seul spectateur, qui dort.

—

SCÈNE PREMIÈRE

CRAVACHON, COLOMBIN.

CRAVACHON, *entrant.* Personne au théâtre! Ça ne marche pas... Colombin!

COLOMBIN, *entrant.* On y va!

CRAVACHON. Qu'est-ce que c'est que ça? c'est donc de l'activité, ça? Je veux de l'activité, et je n'en vois pas, de l'activité.

COLOMBIN. Mais, monsieur Cravachon, attendez donc!

CRAVACHON. Attendre! toujours attendre!

Air : *J'en guette un petit de mon âge.*

A quoi voulez-vous qu'on s'attende,
Si tout le mond' se fait attendre ainsi?
D'abord les maçons et leur bande,
Assez longtemps ont fait attendre ici.
Nous attendons la pièc' qui doit nous rendre
Maîtres enfin du succès attendu.
Si le public attend, tout est perdu!
C'est bien assez qu'il s' fasse attendre.

COLOMBIN. Le fait est qu'il ne vient pas vite.

CRAVACHON, *regardant la salle.* Une si belle salle, pourtant! A elle seule, ça vaut l'argent. Et personne!...

COLOMBIN. Si! il y a un spectateur...

CRAVACHON. Où ça?... Tiens! c'est vrai, là-bas. Qu'est-ce qu'il fait là?

COLOMBIN. Il dort... Il s'est si bien endormi le jour de l'ouverture, qu'il n'a pas bougé depuis.

CRAVACHON. Il faut le réveiller... (*Criant.*) Ohé!

COLOMBIN. Y pensez-vous? D'ici! Il ne vous entendra jamais.

CRAVACHON. Alors, au travail! ça le réveillera peut-être. Où sont les écuyères?... Elles devraient être à cheval... je vais les mettre à pied.

COLOMBIN. Les voici.

SCÈNE II

LES MÊMES, CASCARINA, MALAGA.

TOUTES DEUX.

Air des *Ravageuses.*

Sur nos chevaux, vaux, sans selles ni brides,
Nous courons en in, en in, en intrépides,
Sur nos chevaux ra, vaux ra, chevaux rapides,
Hourrah! (*4 fois.*)
Bravo pour les in, les in, les intrépides!

CASCARINA.

Pleine de grâce,
Fendant l'espace,
Je passe, passe
Debout sur un seul pied.
Puis je m'enlève,
Sautant sans trève,
Et, paf! je crève
Un cerceau de papier.

TOUS.

Sur nos chevaux, etc.
Nous courons, etc.
Sur leurs chevaux, etc.
Elles courent, etc.

ZILDA.

Si je chancelle :
Hop! hop! ma belle!
Dit ma voix frêle
Au cheval innocent.
A moins que je m' fâche
Et que j' lui lâche,
A coups d' cravache,
Un franc : Hu donc, carcan!

TOUS.

Sur { leurs / nos } chevaux, etc.

CRAVACHON. Allons, à cheval, mesdames, à cheval!

MALAGA. A cheval, nous?... Vous le verrez bien!...

CRAVACHON. Qu'est-ce que c'est?

MALAGA. C'est que nous ne voulons plus y monter, à cheval. Voilà ce que c'est.

CRAVACHON. Et parce que?

CASCARINA. Parce que vous y faites monter des singes. Ils font juste la même chose que nous, et comme on les voit de si loin qu'on ne les voit pas...

MALAGA. Ça nous expose à des méprises fâcheuses.

CASCARINA. Hier, un monsieur demandait à l'ouvreuse : « Comment appelez-vous cette petite qui exécute si bien le saut des banderolles? » On aurait pu lui répondre : « C'est mademoiselle Cascarina. » Eh bien! savez-vous ce qu'on lui a répondu?

CRAVACHON. Non.

CASCARINA. On lui a répondu : « C'est Cocambo, ouistiti du Brésil, une bête bien intelligente... »

MALAGA. Et c'est ennuyeux, ça!

Air : *Faut d' la vertu, pas trop n'en faut.*

On n'est pas sans désagrément
Pris' pour un animal savant.

CRAVACHON.

Lorsqu'en jouant ma demi-tasse,
Il m'arriv' de faire domino.
J'entends dire : Il chass' de race,
C'est le p'tit-fils de Munito!

TOUS.

On n'est pas sans désagrément, etc.

MALAGA.

Je soupais chez Brébant, et comme
J'avais bon appétit, j'entend
Qu'on dit : C'est le ch'val gastronome;
Nous n' l'invit'rons plus... C'est charmant.

TOUS.

On n'est pas, etc.

CASCARINA.

Moi, l'on m' dit : Il faut qu' tu désignes
Le plus trompé par son objet;
Et ça devant Ernest!... Des guigues!...
Je savais trop bien qui c'était.

TOUS.

On n'est pas, etc.

CRAVACHON. Tout ça m'est égal, à moi. — A cheval!... Colombin, ma chambrière!

COLOMBIN. Voilà!

MALAGA. A cheval? Jamais!...

CASCARINA. Plus de singes, ou nous nous mettons en grève...

CRAVACHON. Nous allons voir! (*Il est au milieu, avec sa chambrière. — Les femmes font le tour du théâtre et s'enfuient.*)

SCÈNE III

CRAVACHON, COLOMBIN, *puis* GOBINET.

COLOMBIN. C'est une révolution!

CRAVACHON. Voilà ce que c'est que d'avoir affaire à des artistes habituées à franchir toute espèce de barrières.

COLOMBIN. Ça ne respecte rien.

GOBINET, *entrant.* Bonjour, messieurs; j'arrive au galop.

CRAVACHON. Ah! voilà l'auteur : nous allons pouvoir nous occuper de la pièce militaire.

COLOMBIN. Justement tout le monde est prêt. (*Criant à la cantonade.*) En scène, messieurs!

GOBINET. J'ai fait les changements que vous m'avez demandés; j'ai supprimé quatre actes et j'en ai rajouté trois. J'ai passé la nuit à ça. Et vous?

CRAVACHON. Vous serez content; nous ne reculons devant aucune dépense. Commençons!

SCÈNE IV

LES MÊMES, UN GÉNÉRAL. (*Il entre en caracolant. Il a un porte-voix à la main.*)

CRAVACHON, *au Général.* Pourquoi entrez-vous comme ça?

LE GÉNÉRAL. Puisque j'entre à cheval...

CRAVACHON. Dans un salon?

GOBINET. Comment, dans un salon?... Le théâtre représente une forêt.

CRAVACHON. D'abord; mais nous avons décidé que nous ferions passer toute la pièce dans un salon.

GOBINET. Une pièce militaire?

CRAVACHON. Ça sera bien moins rengaine...

GOBINET. Ah!

CRAVACHON. Allons, marchons!

LE GÉNÉRAL, *criant dans son porte-voix.* Enfin nous approchons de Lisbonne...

GOBINET. Tiens, pourquoi joue-t-il de la trompette, dans le salon?

CRAVACHON. C'est une invention à moi, puisqu'on dit qu'on n'entend pas dans la salle.

GOBINET. Ah!

SCÈNE V

LES MÊMES, DON CARCASSO, *puis un* AIDE-DE-CAMP.

DON CARCASSO, *dans un porte-voix.* Je suis don Carcasso da Bombarda, général portugais.

GOBINET. Lui aussi!

CRAVACHON. Tout le monde!

GOBINET. Ah! ce sera gentil pour la jeune première. (*Un Aide-de-camp entre en faisant des poses d'écuyer à cheval.*)

GOBINET. Qu'est-ce que ça veut dire, ça? (*Il l'imite.*)

L'AIDE-DE-CAMP. Ça n'est pas bien?

GOBINET. Ça pourrait être mieux.

L'AIDE-DE-CAMP. Dam! on m'a engagé pour faire le saut du pont à cheval, et pas pour jouer des aides-de-camp à pied.

CRAVACHON. On vous a pris pour tout faire.

L'AIDE-DE-CAMP. C'est bien, monsieur. (*Récitant.*) Général, voici l'armée qui arrive.

GOBINET. Il n'a pas de porte-voix, celui-là ?

L'AIDE-DE CAMP. Ah ! pardon, j'oubliais !

CRAVACHON. A quoi pensez-vous donc ?

L'AIDE-DE-CAMP. Dame ! je pense à ne pas tomber.

DON CARCASSO, *porte-voix.* Une grosse armée ?

L'AIDE-DE-CAMP, *porte-voix.* Cent vingt mille hommes.

LE GÉNÉRAL, *porte-voix.* Faites-les entrer.

COBINET. Dans le salon ?

CRAVACHON. Oh ! non, vous allez voir !

LE GÉNÉRAL, *porte-voix.* Faites-les entrer par la petite porte, et rangez-les en bataille dans la cour. (*L'Aide-de-camp sort.*)

GOBINET. Changement à vue pour la bataille !

CRAVACHON. Non. La bataille, on l'entend sans la voir, tandis que les généraux regardent par la fenêtre. C'est bien moins rengaine.

GOBINET. Ah !

COLOMBIN. Allez, la bataille ! (*Fusillade et canonnade au dehors. Musique. Le Général et Don Carcasso tirent leurs épées et se battent.*)

CRAVACHON. C'est émouvant, n'est-ce pas ?

COLOMBIN. Ça sera magnifique.

GOBINET. Et pas cher.

SCÈNE VI

LES MÊMES, MORISSON, *en roi Hurluberlu,* LE CHIC, *en prince Charmant.* (*Ils portent des lanternes de couleur au bout d'un bâton et courent comme s'ils cherchaient quelque chose. Musique. Air de la Course aux lanternes de Cendrillon. Les autres personnages se mettent à courir derrière eux.*)

LE CHIC, *s'arrêtant, à Morisson.* Tu vois ? Nous y sommes.

MORISSON. Ouf !

GOBINET, *à Cravachon.* Est-ce que c'est aussi dans ma pièce, ça ?

CRAVACHON ? Je ne sais pas !

MORISSON. Ça, c'est le roi Hurluberlu XIX, mon petit père, un roi qui ne se mouche pas du pied ! (*Au Chic.*) Prête-moi ton mouchoir !

LE CHIC. Voilà, papa.

MORISSON. Et à cette parole, vous devez reconnaître mon fils, le prince Charmant.

CRAVACHON... Et que cherchez-vous ?

LE CHIC. Hélas !

AIR : *Madame, madame !* (Barbe-Bleue.)

C'est une pantoufle,
Un soulier mignon ;
Et si je m'essouffle,
C'est pour Cendrillon.
Moi, le cœur rebelle
Et que rien n'émut,
J'aimai cette belle
Dès qu'elle parut.
La pauvre innocente
Aimait trop le bal ;
Elle y vint, charmante ;
De là tout le mal !
Là, sa voix divine
M'offrit le ragoût
D'une cavatine
A dormir debout.
En vain mon bon père
A, depuis ce jour,
Cent fois pour me plaire
Réuni sa cour.
Mais rien ne m'allume ;
Car tous ses ballets
Manquent de costume,
Manquent de mollets.
Les trucs peu magiques,

Les décors qu'on voit,
Les feux électriques,
Tout me laisse froid.
Une seule chose
M'eût pu charmer, mais
C'est l'apothéose...
Trop tard !... je dormais.
Je veux la pantoufle
Et le pied mignon ;
Jusqu'au dernier souffle,
Je veux Cendrillon !

REPRISE EN CHOEUR.

MORISSON. Il est agaçant, mon moufflet. Il est gentil, mais il est agaçant.

LE CHIC. Cherchons, papa.

MORISSON. Quoi ? Prête-moi ton mouchoir. La pantoufle ? Bon ! Il faut vous dire que nous ne pouvons plus chercher au Châtelet, où on cherche autre chose. Alors nous cherchons un endroit où nous puissions chercher.

CRAVACHON. A votre aise.

LE CHIC. Cherchons donc !

MORISSON. Un instant ! Voyons d'abord si l'endroit est à mon goût ! ! Voyons donc ! Voyons donc ! (*Il regarde la salle.*) Mais oui, c'est assez de traviole, ici. Est-ce assez de traviole ?

LE CHIC. C'est assez de traviole !

MORISSON. Oui, ça manque de monotonie. J'aime assez l'avant-scène orchestre. Et ces petits paniers pendus aux murs ; deux à droite, un à gauche. On met du monde là-dedans ? C'est gentil.

LE CHIC. Et ces escaliers à jour.

AIR de *Lauzun.*

Décidément l'endroit me plaît.
Grâce à c' poulailler où l'on perche,
Grâce à cet escalier coquet,
Je trouverai ce que je cherche.
Les dam's y sont certainement.
Pour peu que leur jupon s' boursouffle,
Tout me fait croire qu'en passant
Elles doiv'nt montrer leur pantoufle.

MORISSON. Et le grand mur qui est là en face, parlons-en donc !... Et cette place de la Concorde entre le public et les acteurs. C'est gai, au moins. Tiens ! ce monsieur là-bas, qu'est-ce qu'il fait donc ?

LE CHIC. Il dort.

CRAVACHON. Et pas moyen de le réveiller. Nous avons beau tirer le canon. Nous n'avons plus qu'une chose à faire.

LE CHIC. Quoi ?

CRAVACHON. De la musique.

MORISSON. Dans un endroit où on n'entend pas. Bonne idée !

LE CHIC. Mais il vous faudrait une musique...

CRAVACHON. Extraordinaire !

LE CHIC. Une musique... que ce n'en soit guère.

MORISSON. Une musique... que ça n'en soit pas.

SCÈNE VII

LES MÊMES, CASCADETTE.

CASCADETTE. De la musique... comme moi.

MORISSON. Comment êtes-vous, vous ?

CASCADETTE. Cascadette, la musique à la mode, la musique à cascades, la musique à bambochades, à gargouillades, à turlupinades, une cascade de musique à cascades.

LE CHIC. On ne déteste pas ça dans mon monde.

MORISSON, *à Cravachon.* Et c'est bien ce qu'il vous faut.

CRAVACHON. Faudrait voir.

CASCADETTE. Voulez-vous : C'est un bel homme, et puis v'là tout ! ou la Rosière de Noisy-les-Vaches ? Voulez-vous ça, tenez ?

AIR : *C'est dans l' nez qu' ça m' chatouille.*

Foin des musiques façonnières !
Ça m'a l'air d'une poupée à r'ssorts.
Moi, quand j' veux faire des manières,
Je ne suis pas longtemps dehors.
A la troisième not' je m'embrouille ;
Il m' prend, si je veux continuer,
Une envie atroce d'éternuer...
C'est dans l' nez qu' ça m' chatouille !
  Trou la la, trou la la,
  Lai diou tai, lai diou tai ! etc.

La connaissiez-vous celle-là, mon vieux ? MORISSON. Je me le demande, si je la connais !

LE CHIC. Nous la faisons nous-mêmes.

(*Même air.*)

Si je la connais !... Mais c'est elle
Qui, foi de prince Hurluberlu,
A ma pièce si spirituelle
Fournit son effet l' plus cossu.
Pour ne pas s'en aller bredouille,
C' que papa trouv' de plus nouveau,
C'est : J' suis enrhumé du cerveau...
C'est dans l' nez qu' ça l' chatouille !
  Trou la la, etc.

REPRISE EN CHOEUR.

CASCADETTE. J'en sais beaucoup comme ça.

LE CHIC. Je vous en félicite.

CASCADETTE. Mais la plus épatante de mes cascades, c'est la musique orientale que j'ai fait entendre à la maison Pompéienne.

MORISSON. Pompéienne ?

LE CHIC. C'est une maison renaissance, ou moyen âge, ou grecque, qu'il y a dans les Champs-Élysées.

MORISSON. Qu'est-ce que Pompée a à faire là-dedans ?

CASCADETTE. On n'a jamais su.

MORISSON. Et la musique orientale ?

CASCADETTE. Ah ! celle-là, elle voulait faire de l'argent ; elle a toujours fait du bruit, et un drôle de bruit encore. Jugez-en. J'ai apporté ça avec moi. (*On entend au dehors l'air : Dansez, Canada, joué par un fifre et un tambourin.*)

LE CHIC. C'est délicieux.

MORISSON. Et oriental, donc ! On a envie de mettre des babouches pour entendre ça.

CRAVACHON. Ça serait bien bon pour faire danser mes écuyers... c'est-à-dire, non, mes singes.

SCÈNE VIII

LES MÊMES, SARAH L'AFRICAINE.

SARAH, *entrant.* Oh ! ça qu'était gentil ! Encore ! Encore !

MORISSON. C'en est un, de vos singes ?

LE CHIC. Pas tout à fait. Je la reconnais. C'est Sarah l'Africaine, l'écuyère sauvage de l'Hippodrome.

SARAH. Et ça qu'être le chant national de patrie à moi.

MORISSON. Quelle patrie ?

SARAH. L'Afrique.

MORISSON. Tiens ! C'est vrai, au fait, une Africaine.

LE CHIC. Et une reine encore.

SARAH. Et moi, qu'étais heureuse. Moi qui chantais tout le temps.

AIR : *Dansez, Canada,*

Dansez Bamboula,
  Tu tu, pan, pan !
Dansez Bamboula,
  Comm' ci, comm' ça.

Mais roi vint en guerre ;
Avec tout l' bétail,
Fair' moi prisonnière
Et mettre au sérail.
Moi pas vouloir dire
Quoi moi faire là ;
Mais mari pas rire,
Si lui savoir ça.
Dansez Bamboula, etc.

Moi pas satisfaite
Dans vilain local ;
Un soir, en cachette,
Sauter sur cheval.
Moi galoper comme
L'éclair, franchir l'eau ;
Gagner l'Hippodrome ,
Toujours au galop.
Dansez Bamboula, etc.

REPRISE EN CHOEUR.

MORISSON. C'est un beau voyage ; si j'avais le temps, je le ferais.

SARAH. Et à l'Hippodrome, galoper encore, tête en haut, tête en bas ! et tout le monde qui vient voir galoper la Vierge du Désert.

LE CHIC. Qui ça ?

SARAH. Moi.

LE CHIC. Holà la ! Et votre mari.... et le sérail ?

SARAH. Ça pas rien faire. Affiche qui dire ça, et affiche de l'Hippodrome qui ment jamais. Et moi galoper toujours

AIR : *En avant !* (l'Événement.)

Hop ! hop !
Au galop ! au galop !
Et dans l'arène immense,
Moi qui vole et s'élance
Au galop !
A l'Hippodrome vous voir toujours chos' neuve,
Cette fois-ci, cheval qui tourner là,
Avec moi d'ssus, soit qu'on grille ou qu'il pleuve.
Moi gager bien vous qu'a jamais vu ça.
Hop ! hop ! etc.

REPRISE DU CHOEUR.
(*Pendant le chœur, Sarah court et saute à travers un rond de papier qu'on lui tend.*)

MORISSON, *enthousiasmé.* J'irai voir ça ! Une reine... et une... J'irai.

SARAH. Plus temps. Moi retourner dans mon pays, avec armée à moi.

LE CHIC. Une armée ?

SARAH. Moi qu'a vu jouer *le Royaume des femmes* ; moi vouloir être reine pour de bon. Moi qu'a embauché toutes les écuyères de l'Hippodrome pour faire mes gardes-du-corps.

MORISSON. Je me le demande si ça sera drôle. J'irai vous rendre visite dans votre palais.

SARAH. Vous pouvoir tout de suite. Regardez ! (*Changement.*)

SEPTIÈME TABLEAU

Un palais fantastique.

BALLET.
Les Gardes de la reine de Loango.

ACTE QUATRIÈME

La fête de Saint-Cloud. — A gauche, le bal Willis ; à droite, une baraque de saltimbanques ; au fond, la grande avenue.

—

SCÈNE PREMIÈRE

MORISSON, *seul.*
Ah ! voilà le bal Willis ! C'est là que le Chic m'a donné rendez-vous. En voilà un joli camarade, et que j'ai bien fait de rencontrer ! Par exemple, il m'a fait un peu négliger mes devoirs. Si Floupin n'expose que ce que je lui ai envoyé... Mais bah ! la vie est faite pour se donner de l'agrément ! Je vais manger des gaufres.

SCÈNE II

MORISSON, LE CHIC.

LE CHIC. On ne passe pas !

MORISSON. Ah ! te voilà !... D'où sors-tu ?

LE CHIC. Du bal. Le bal champêtre est un plaisir à la mode. Et toi, où vas-tu ?

MORISSON. A mon ouvrage. Je cherche des curiosités. C'en est plein ici !

LE CHIC. Ne te dérange pas. En voilà une qui vient.

SCÈNE III

LES MÊMES, LA PEINTURE.

MORISSON. Qui est cette dame ?

LA PEINTURE. La peinture. Je tiens une exposition publique, qui a été remarquée.

MORISSON. Plus remarquée que remarquable, alors.

LA PEINTURE. Pouvez-vous dire !... Il y avait tant de beaux tableaux qu'on n'a jamais pu s'entendre pour récompenser le meilleur.

FLOUPIN. Comment ça ?

LA PEINTURE. Vous allez voir.

SCÈNE IV

LES MÊMES. LA MÉDAILLE D'HONNEUR, LE PAYSAGE, LE TABLEAU DE BATAILLES, LE TABLEAU DE GENRE. (*Les tableaux poursuivent la Médaille, qui se sauve.*)

LA MÉDAILLE.

AIR :

Laissez-moi ! (*Bis.*)
On m'arrache, on me tiraille.
Laissez-moi !
Faites grâce à mon effroi !
LES TABLEAUX.
C'est à moi !
Je veux avoir la médaille !
C'est à moi (*bis*)
Que ça revient de plein droit !

LA PEINTURE. Laissez-la donc !

MORISSON. Qu'est-ce qu'on lui veut ?

LA MÉDAILLE. Ils veulent tous m'avoir. On n'a jamais vu tant se chamailler pour une médaille d'honneur.

AIR : *Aï Chiquata.*

On m'avait dit : Cette année,
Evitant les cris amers,
On te verra décernée
Au plus digne par ses pairs.
On vote donc, en barbote,
Si bien qu'on ne peut, hélas !
Réunir plus d'un seul vote
Sur chacun des candidats.
J'ai cru qu'on allait sur place,
Pour finir tous ces assauts,
Me jouer à pile ou face
Ou me couper en morceaux.
O fatalités cruelles !
Rester sans place et n'avoir,
Au milieu de tant de selles,
Que la terre pour s'asseoir !

LE CHIC. Une voix pour chaque candidat. C'est jeune.

LA PEINTURE. Dans ce cas-là, on ballotte.

TOUS. C'est ça, ballottons !

MORISSON. Donnez-moi un bulletin, j'en suis !

TOUS. Aux voix !

MORISSON. Avant, il faut que je me renseigne sur les candidats.

LE PAYSAGE. Moi, je suis le Paysage, mon bon monsieur, avec de l'eau en pente et des épinards répandus sur la table.

MORISSON. Qu'on en mangerait.

LE TABLEAU DE BATAILLES. Moi, la Peinture de batailles, et rantanplan ! Avec des charges de cuirassiers, qu'on a peur qu'ils vous marchent dessus.

LE TABLEAU DE GENRE. Et moi, la Peinture de genre, avec des cuisinières à leurs fourneaux. et des dames en train de se repeindre à neuf.

MORISSON. Mais il y une de vos compagnes que je ne vois pas. Vous savez ? Celle qui dédaigne les vains ajustements.

LE TABLEAU DE GENRE. Bon ! je sais.

LE TABLEAU DE BATAILLES. Elle n'est pas venue.

LE PAYSAGE. Faute de toilette.

MORISSON. Ah ! tant pis !

AIR :

C'est drôl', ces tableaux où l'on voit
Vénus sans aucun' fanfreluche,
Ou bien un' dame ayant au doigt
Pour tout vêt'ment une perruche.
On en abus' ; mais, j'en convien,
Comme ami de la bell' nature,
En fait d' peintur' de genre...
LA PEINTURE DE GENRE.
Eh bien ?
MORISSON.
J'aime bien ce genre de peinture !

Enfin, en son absence, je sais bien à qui je donnerai ma voix. (*Il écrit et va mettre son bulletin avec les autres*).

LA PEINTURE. C'est fait. Voici le dépouillement du scrutin. (*Lisant les bulletins.*) Le Paysage.

LE CHIC, *pointant.* Un !

LA PEINTURE. Le Tableau de genre.

LE CHIC. Un.

LA PEINTURE. Morisson.

LE CHIC. Un.

MORISSON, *à part.* Si ce n'est pas le mien, ça m'en fera deux !

LA PEINTURE. Le Tableau de batailles. Tout le monde a une voix.

LE CHIC. Encore !

LA PEINTURE. Ballottons !

LA MÉDAILLE. Non, assez comme ça ! Ce sera pour l'année prochaine.

CHOEUR.
(*Reprise de l'air d'entrée.*)
Laissez-moi !
C'est à moi ! etc.
(*Sortie.*)

SCÈNE V

MORISSON, LE CHIC.

LE CHIC. Espérons qu'elle trouvera un siége où reposer son revers.

MORISSON. C'est assez curieux, cette médaille sans place. Mais je voudrais quelque chose de plus...

LE CHIC. De plus ?

MORISSON. De plus exotique.

LE CHIC. Très-facile. Il y a de tout ici. Voilà !

MORISSON. On est plus vite servi que dans les bouillons Duval.

SCÈNE VI

LES MÊMES, LA SUISSE, LA PRUSSE, L'AMÉRIQUE.

CHŒUR.

MORISSON. A la bonne heure! Je vais pouvoir étudier la géographie de près. (*Il s'approche de la Suisse*).

LA SUISSE. Wollen sie denir fus dranguille!

LE CHIC. C'est la Suisse.

MORISSON. J'aurais dû m'en douter. C'est une contrée accidentée. Et qu'est-ce qu'elle nous apporte?

LA SUISSE. Che fas tire.

AIR :

AIR : *Tyrolienne de la Vie parisienne·*

Auf der Berliner Bruck
La, la, la, la, la, la,
Hab' ich doch immer Gluck.
La, la, la, la, la, la,
Ich habe zu machen
Ein gross fromagen.
Lololodoul, lolodoul. (*Bis.*)
La, la, la, la, la, la.

MORISSON. C'est gentil, mais je n'ai pas compris un mot.

LE CHIC. Elle dit qu'elle apporte un grand fromage.

LA SUISSE. Ia, ein fromage de fingt pieds en long et en larche.

MORISSON. Quel camember!

AIR de *Madame Favart.*

Et quel parti, je me l' demande,
On en pourrait tirer dans maints carrefours,
Que le piéton, tant l'affluence est grande,
Ne peut franchir qu'en tremblant pour ses jours
Moi, si j'avais pareil fromage,
Je l'ornerais d'un élégant flambeau,
A becs de gaz, et j'en ferais hommage
A la place du Château-d'Eau.
Je vous l' demand', si ça serait de trop?

MORISSON, *montrant l'Amérique.* Et ce grand pays-là, qui est-ce?

L'AMÉRIQUE. L'Amérique. Go a head! En avant! voilà ma devise. C'est moi qui ai inventé l'invention. Un phénomène à déjeuner, et un phénomène à diner, voilà mon ordinaire!

MORISSON. Et vous portez tout cela avec vous?

L'AMÉRIQUE. Tout. Voulez-vous voir mon cheval mécanique, qui marche, trotte, galope? Vous touchez une cheville... il rue. Vous en touchez une autre... il vous flanque par terre!

LE CHIC. En voilà un avantage!

L'AMÉRIQUE. Voulez-vous voir la merveille des merveilles?

MORISSON. Où faut-il aller?

L'AMÉRIQUE. Boulevard des Capucines, ou rue de la Victoire.

LE CHIC. Si loin!

L'AMÉRIQUE. Ou ici. Tenez! (*Musique. On voit monter du fond un guéridon, sur lequel est posée une boîte.*) Hein?

MORISSON. J'ai déjà vu ça, une boîte sur une table.

L'AMÉRIQUE. Oui. mais ce que vous n'avez pas vu... (*Elle ouvre la boîte, qui s'ouvre à deux battants, comme une cave à liqueurs.*) Voilà! (*On voit dans la boîte une tête d'homme.*)

SCÈNE VII

LES MÊMES, LA TÊTE COUPÉE.

MORISSON. Ah! c'te tête!

LE CHIC. Bon! je sais... la tête du décapité!

MORISSON. J'ai entendu parler. On m'avait dit qu'on voyait ça dans une cave.

LE CHIC. Eh bien! ça y est. Dans une cave à ii queurs.

L'AMÉRIQUE. Parlez-lui, elle vous répondra.

MORISSON. Volontiers. Monsieur, madame... Ah! je ne sais pas parler à ces choses-là. Qu'elle commence!

LA TÊTE. Moucher.

MORISSON. Hein?

L'AMÉRIQUE. Elle demande qu'on la mouche. Voulez-vous qu'elle se mouche elle-même?

LE CHIC. Tu ne le voudrais pas. (*Il mouche la tête.*)

LA TÊTE. Merci!

MORISSON. Elle est polie. Ça m'encourage. Comme ça, vous vous portez bien?

LA TÊTE. En voilà une question d'imbécile!

MORISSON. Ah!

L'AMÉRIQUE. Ce n'est pas gentil. Faites des excuses à monsieur.

LA TÊTE. Des excuses! Il peut se fouiller.

L'AMÉRIQUE. Diable!

AIR :

Que faire? Je suis contristée
De sa conduite, mais il faut
Vous dire qu'elle est entêtée,
A n' pas céder sur le billot.

LE CHIC.

Ça se conçoit, car c'est bien d'elle
Que l'on peut dire avec raison
Que ce qu'elle a dans la cervelle,
Ell' ne l'a pas dans le talon!

LA TÊTE. Avec quoi veut-il que je me porte? C'est vrai, ça, aussi.

LE CHIC. Mais oui, c'est vrai.

LA TÊTE. Ils m'ennuient, ces gens-là!

L'AMÉRIQUE. Allons! la paix! Récitez des vers à ces messieurs.

LE CHIC. Ça sera bien fait pour nous.

LA TÊTE, *récitant.*

A peine nous sortions des portes de Trézène...

S'interrompant. Sapristi!

Il était sur son char. Ses gardes...

Ah! nom d'un chien! Ça n'est pas tenable.

MORISSON. Qu'est-ce qu'elle a?

LA TÊTE. Je voudrais vous voir à ma place.

LE CHIC. Pas moi.

LA TÊTE. J'ai une crampe. Ah! flûte! (*Elle se met à danser avec la table.*)

Air de *Saltarello*,

Tant pis! Ce n'est pas supportable!
J'ai des fourmis dans le mollet.
Il faut que je me grouille. Au diable
Le Truc, et quiconque y croyait!

MORISSON

J'en étais; je vois qu' j'étais bête,
Mais je m' trompais sans trop de torts:
On voit tant d' drôl's de corps sans tête.
Qu'on peut bien voir un' têt' sans corps.

L'AMÉRIQUE.

La manigance était secrète.
On la sait; mais ça m'est égal.
Si l'on m' jett' quelqu' chose à la tête,
C' n'est pas à moi qu' ça f'ra du mal.

LA TÊTE.

D'une place j'étais en quête;
Il fallait gagner à souper.
Ne sachant où r'poser ma tête.
Je l'ai mis' là pour l'occuper.

LA PRUSSE.

Quant à son diner, il l'achète

Comme danseur à l'Opéra.
Ici, c'est un travail de tête,
Et le reste travaille là.

LE CHIC.

Sa double industrie est honnête,
On ne peut, c'est un fait certain,
Dire là-bas qu'il fait sa tête,
Ni dire ici qu'il fait sa main.

ENSEMBLE.

Tant pis, ce n'est pas supportable;
Il a des fourmis dans l' mollet;
Il faut qu'il se remue. Au diable
Le Truc, et quiconque y croyait.

(*La Tête sort en dansant.*)

SCÈNE VIII

MORISSON, FLOUPIN, LA SUISSE, LA PRUSSE, L'AMÉRIQUE, *puis* LE FUSIL A AIGUILLE.

MORISSON. C'est agréable, ce que nous venons de voir; mais ce n'est pas très-utile.

LA PRUSSE. Une chose utile? c'est la Prusse qui vous la fournira, et la voici.

LE FUSIL A AIGUILLE, *entrant.* Portez armes! Une... deux!... En joue!

MORISSON. Pas feu!

LE FUSIL. N'ayez pas peur. Vous n'aurez pas le temps de vous en apercevoir. C'est l'affaire de quatre secondes. Quinze coups à la minute.

MORISSON. Le Fusil à aiguille.

LE FUSIL. Lui-même. Portez armes!

Air de *la Permission de dix heures.*

Rien n'est gentil
Comm' ce nouveau fusil.
C'est un joujou,
C'est un bijou;
De plaisir, c'est à rendre fou!
Toujours propret
Et coquet,
A souhait,
Ça part, repart,
Et repart sans retard.
Je ne laiss' pas
Dans les combats,
A ceux qu' j'abats,
Le temps tout bas
De dire : Hélas!
Bran!... comm' c'est utile!
Et que trouv'ra-t-on
D'aussi bon
Pour les feux de file
Et pour les feux de peloton?
Il faut fich' le camp
Devant l'aiguille,
Ou tomber quand
Son éclair brille
Et qu'on entend
De rang en rang :
Rrrrran!

(*Il les couche en joue à la fin du couplet.*)

MORISSON. Ah ça! Est-ce que vous venez ici pour nous menacer, vous?

LE CHIC. N'aie donc pas peur. (*Au Fusil.*)

AIR :

Avec votre machine à coudre,
Je vous préviens que vous trouv'rez chez nous
Des p'tits troupiers que, s'il faut en découdre,
Vos quinze coups n' mettraient pas aux cent coups.
Les gaillards ont prouvé, dans maint' bisbille,
Que pour les braver sans péril,
Ça n'est pas l' tout d'avoir l'aiguille,
Il faut encore avoir le fil!
Si vous avez l'aiguille, ils ont le fil!

MORISSON. Retenez-moi. Je me sens des goûts sanguinaires! Je voudrais voir des combats de taureaux et des dompteurs de bêtes féroces.

SCÈNE IX

LES MÊMES, MADAME BATTY.

MADAME BATTY. Qui est-ce qui appelle? Où est l'animal qui demande un dompteur?

MORISSON. C'était moi... c'est-à-dire... Enfin ce n'est pas vous que je demandais, toujours.

LE CHIC. On disait un dompteur.

MADAME BATTY. Voilà! Madame Batty, dompteuse en chambre.

LE CHIC. Batty. C'est bien la même famille... mais je croyais que vous exerciez en cage.

MADAME BATTY. Autrefois; mais le métier était trop périlleux. Je ne pouvais rester toujours exposée à des envies de lionnes... comme étaient mes lionnes.

MORISSON. C'était dangereux, en effet.

MADAME BATTY. Aussi j'y ai renoncé.

LE CHIC. Vous ne domptez plus?

MADAME BATTY. Si fait, mais d'autres bêtes.

MORISSON. Ce n'est pas moi qui entrerai dans votre ménagerie.

MADAME BATTY. Vous comme les autres. Rien ne résiste à cet œil-là.

MORISSON. Il faudrait voir.

MADAME BATTY. Tout de suite. Y êtes-vous?

AIR : Polka des *Baisers*.

De mes yeux,
Oui, je le veux,
Que la flamme
Gagne ton âme.
Pour être heureux,
Cède à mes vœux !
Je le veux!

(*Elle polke devant lui en le magnétisant.*)

MORISSON, *vaincu*. Ça y est! je suis dompté!

MADAME BATTY. Voilà! Ce n'est pas plus difficile que ça.

LE CHIC. A peine débarqué! O Paris et ses amours!

MORISSON. Les amours de Paris! Voilà mon affaire.

LE CHIC. Malheureux! Tu veux donc aller à l'Ambigu?

MORISSON. Ça m'est égal. Je brave tout. En route!

LE CHIC. Reste là. Ils sont ici.

MORISSON. Où ça?

LE CHIC. Au bal; mais le bal est inondé.

TOUS. Inondé!

LE CHIC. Oui, la rivière est grosse, et elle sort de son lit.

MORISSON. Dans sa position! Quelle imprudence!

SCÈNE X

LES MÊMES, QUATRE AMOURS.

AIR : *Toutes les femmes sont à nous.*

LES AMOURS.

Sauvons-nous, l'eau monte, elle croît!

LE CHIC.

Cherchez asile en cet endroit.

LES AMOURS.

C' n'est plus un bal, c'est un bain froid!

LE CHIC.

Et les Amours craignent le froid.
Voilà les Amours de Paris!

MORISSON.

Ils sont jolis!

LE CHIC.

Oui, ce sont eux ; te plaisent-ils?

MORISSON.

Ils sont gentils!

REPRISE DU CHŒUR.

MORISSON. Ah! Voilà mon affaire!

LE CHIC. Ton choix est fait?

MORISSON. Je les choisis tous... l'Amour qui aime.

PREMIER AMOUR. Ah! l'ancien jeu? Connais pas!...

MORISSON. L'Amour qui rit.

DEUXIÈME AMOUR. Jamais avec les choses sérieuses!

MORISSON. L'Amour qui tue... Tant pis!

TROISIÈME AMOUR. Cette idée! Plus il y a de nigauds vivants, mieux ça fait notre affaire.

MORISSON. L'Amour qui enivre.

QUATRIÈME AMOUR. Ça, ça se fait, pourvu qu'on paye le vin...

LE CHIC. Voilà le mot du rébus.

AIR : Ronde de *la Beauté du Diable*.

A l'Ambigu, tous les amours
Sont conduits par une fermière ;
Pour être plus vrai, de nos jours,
Il fallait mettre une meunière.
L'Amour est maintenant un malin,
Qui connaît, comme le saltimbanque,
Tout's les banqu's et même la Banque;
Et Cythère est un vrai moulin,
Où rien ne va plus quand l'eau manque!
Et tic et toc, et tin tin tin!
Pour que l'Amour danse
Et fasse bombance,
Il faut que l'eau vienne au moulin !

REPRISE EN CHŒUR.

MORISSON. Ça m'est égal... tout pour aimer et être aimé!

LE CHIC. Il est enragé, mais il est dans le vrai!

QUATRIÈME AMOUR. Un instant! Il n'y a rien pour vous, mon brave homme.

MORISSON. Pourquoi?

QUATRIÈME AMOUR. De l'Amour dans ce moment-ci, pour... un Parisien!... allons donc! quand les étrangers arrivent...

SCÈNE XI

LES MÊMES, SALTIMBANQUES, *sur les tréteaux de la baraque à gauche. Musique bruyante.*

UN SALTIMBANQUE. Entrez! entrez! suivez le monde! La première dernière représentation de *Baraque-Neuve*, pièce en cinq actes, qui a été jouée au Vaudeville de Paris, devant beaucoup de têtes couronnées... de fausses nattes. On paye ce qu'on veut; moitié prix pour les militaires!

MORISSON. Ça me va. J'y vais.

LE CHIC. Et moi donc! Une première représentation, sans moi!... Si le chic n'y était pas, personne n'irait. (*A Morisson.*) Viens-tu, cher? je t'offre une place dans ma loge.

CHŒUR.

(*Le Chic et Morisson entrent dans la baraque avec les Saltimbanques. Les autres sortent de divers côtés. — Changement.*)

NEUVIÈME TABLEAU

L'intérieur d'une baraque en toile.

SCÈNE PREMIÈRE

LE CHIC, MORISSON, SALTIMBANQUES.

LE CHIC. Nous y voilà. Jolie salle !

MORISSON. Et joli public! Qu'est-ce que nous allons voir?

LE CHIC. Le quatrième acte de *Maison-Neuve*. Ici on dit *Baraque-Neuve*, à cause du local.

MORISSON. On avait dit cinq actes.

LE CHIC. Oui, mais on n'en joue qu'un, pour éviter les longueurs qui déparent les autres.

MORISSON. Ça me gênera pour comprendre.

LE CHIC. Je vais te raconter ça. Il était une fois... ah! bigre, non ! on dirait que je déflore.

MORISSON, *voyant les saltimbanques apporter une causeuse et une table de cuisine, sur laquelle sont une carafe et deux verres. Qu'est-ce qu'on fait là ?*

LE CHIC. On pose le décor.

LE SALTIMBANQUE. Si vous voulez prendre place... on va commencer. (*On met une chaise de chaque côté de la scène.*)

LE CHIC. Chacun son avant-scène. (*Ils s'asseyent.*)

SCÈNE II

LES MÊMES, CLAIRETTE. *Elle entre d'un air tragique; elle a au bras un panier, d'où elle tire plusieurs objets qu'elle place sur la table.*

MORISSON. Qui est-ce, ça?

LE CHIC. Chut! C'est la grande actrice. Elle va dire son monologue.

MORISSON. Son quoi?

LE CHIC. Son monologue. C'est toujours ce qu'il y a de plus amusant dans les pièces.

CLAIRETTE. Nom d'une lèchefrite! C'est tentant, tout de même... Quoi? Cette idée qu'ont eue mes maîtres de changer de logement. Nous étions pourtant bien à Montrouge; mais il leur a fallu les beaux quartiers, et nous sommes venus ici, rue Maubuée... près de la caserne... La caserne!... Le feu à côté de l'amadou. (*Tout en parlant, elle tire divers objets de son panier et les pose sur la table.*) Ah! mon kirsch pour ma crème. (*Elle verse le kirsch de la bouteille dans un des deux verres.*) Oh! j'ai résisté longtemps... Et pourtant il y en a un... sapristi! quel rude homme! Il me faisait l'œil, et moi... en bois! Mais savez-vous ce qu'on me fait aujourd'hui? Il vient du monde. On a commandé la moitié du dîner chez le gargotier d'en bas. Le luxe! voilà! (*Frappant du pied.*) Là! c'est la, sous mes pieds! Et moi, trop bête aussi! Je lui ai jeté un bouquet d'un sou par la fenêtre, à lui, mon faiseur d'or, et... le v'là!

SCÈNE III

LES MÊMES, MOUCHAMIEL, *tambour-major.*

LE CHIC. Hein? La grande actrice?

MORISSON. Tapé! Qu'est-ce que ça va être avec celui-là !

LE CHIC. C'est vrai qu'il est encore plus grand.

MOUCHAMIEL, *il est gris*. Salut, la compagnie, sans excepter les personnes présentes.

CLAIRETTE. N'y a pas. C'est un rude homme.

MOUCHAMIEL. A laquelle de vous deux c'est-il que j'ai affaire?

CLAIRETTE. Comment! nous deux? Il y voit double !

MOUCHAMIEL. Figurez-vous qu'ils ne voulaient pas me donner ma permission; mais, moi, j'ai filé... raide comme balle... Une! deux! là! (*Il trébuche.*) Parce que, quand il s'agit du sexe... Je vas vous embrasser.

CLAIRETTE. Ça y est! Il est paf!

MOUCHAMIEL. Moi! pour une douzaine de canons, une petite batterie... C'est le grand air qui m'a fait mal.

CLAIRETTE. Allez-vous-en!

MOUCHAMIEL, *après une fausse sortie.* M'en

aller ! Jamais de la vie ! Je viens, n'est-ce pas? C'est pas pour m'en aller.

CLAIRETTE. Je vais appeler.

MOUCHAMIEL. Pas de ça, mon trognon! Si on vient, je montre le sou de violettes. (*Il tire un petit bouquet de sa poche.*)

CLAIRETTE. V'là le bouquet! Au moins, buvez ça. (*Elle verse de l'eau dans un verre.*)

MOUCHAMIEL. Boire! Ça me va mieux. A la vôtre, sans vous commander.

CLAIRETTE, *le regardant*. O mes rêves! La voilà donc cette poésie qui tracassait mes nuits! C'est ça, les héros!

MOUCHAMIEL, *reposant le verre*. Pouah! c'est de l'eau que vous m'offrez, c'est pas bon.

CLAIRETTE. Ça vous fera du bien... encore!

MOUCHAMIEL. Au moins, m'aimeras-tu quand j'aurai lâché mon jeune homme?

CLAIRETTE. A la sauce aux câpres, pour ne pas dire à la meilleure. (*A part.*) Grand mannequin, va !

MOUCHAMIEL. Alors, j'avale. (*Il prend le verre où est le kirsch.*)

MORISSON. Ah ! il se trompe de verre!

LE CHIC. Ne déflore donc pas! Tu déflores !

MOUCHAMIEL. Tiens! On s'y fait!

CLAIRETTE. Ciel de Dieu! c'est le kirsch! Il a liché tout le demi-litre. En v'là de l'ouvrage!

MOUCHAMIEL. Oh la la! Quelle drôle de manière de dégriser les gens !

CLAIRETTE. Ça lui a fait mal!... (*Allant à lui.*) Chose... machin... bel homme!...

MOUCHAMIEL. Complet! J'ai mon compte. (*Il tombe près de la causeuse.*)

CLAIRETTE. Nous voilà bien! On dit qu'on n'en revient pas, des fois! Je vas toujours lui reprendre mon bouquet. (*Elle le fouille.*)

MOUCHAMIEL, *bas*. Finis donc! tu me chatouilles.

CLAIRETTE. Ah! le voilà. (*Elle essaye de lui prendre le bouquet dans la main.*) Ce n'est pas une main, ça; c'est une patte de homard. (*On frappe à la porte.*) On a toqué!

VOIX AU DEHORS. Clairette!

CLAIRETTE. Madame! Je suis fichue!

LA VOIX. Ouvre donc !

CLAIRETTE. Ah! cette causeuse, qui est là au milieu de ma cuisine... (*Elle la traine devant Mouchamiel, qui est heurté et fait la grimace.*)

MORISSON. Comme ça se trouve!

LE CHIC. C'est l'habileté de l'auteur, ça, mon vieux.

CLAIRETTE. Il est trop grand. Otons-en. (*Elle lui prend son bonnet et va le jeter dehors.*) J'aurai beau lui ôter ça, il aura toujours son plumet.

LA VOIX. Clairette!

CLAIRETTE. On y va, mon Dieu! (*Elle va ouvrir et revient s'asseoir sur le dos de la causeuse.*)

SCÈNE IV

LES MÊMES, MADAME TORTILLARD, UN COMMISSIONNAIRE.

MADAME TORTILLARD. Pourquoi donc êtes-vous enfermée?

CLAIRETTE. Madame... c'est que j'épluchais des carottes.

MADAME TORTILLARD. Là-dessus?

CLAIRETTE. C'est que j'ai mal aux dents, et ça me soulage d'être assise très-haut.

MADAME TORTILLARD. Pauvre fille! Clairette, je vais au marché. (*Elle va pour traverser.*)

CLAIRETTE. Pas par là !

MADAME TORTILLARD. Pourquoi ?

CLAIREETTE. Pas par là, ou je dirai tout à monsieur.

MADAME TORTILLARD. Quoi, tout?

CLAIRETTE. Tout! (*A part.*) Une femme mariée... il y a toujours quelque chose.

MADAME TORTILLARD. Ah! c'est bien.

CLAIRETTE. *voyant que la causeuse dérangée laisse voir la tête de Mouchamiel*. Il dépasse! Est-il long, cet animal-là! (*Elle rapproche la causeuse et se met à côté, cachant la tête de Mouchamiel.*)

MOUCHAMIEL, *heurté*. Prenez donc garde! J'aurai des noirs.

MADAME TORTILLARD. Clairette, vous voyez ce commissionnaire?

CLAIRETTE. Le commissaire! (*Mouchamiel, couché par terre à plat ventre, se met à ronfler; elle s'assied sur son dos.*)

MADAME TORTILLARD. Il va monter du bois. Donnez-lui la clef de la cave.

LE COMMISSIONNAIRE. Excusa, mademoiselle.

CLAIRETTE, *se levant, à part*. Je ne peux pourtant pas démarrer. (*Mouchamiel ronfle; elle se rassied.*)

MADAME TORTILLARD. Qu'est-ce que vous faites là ?

CLAIRETTE. C'est mon mal de dents. Quand je suis assise bas, ça me soulage.

LE COMMISSIONNAIRE. Ne vous dérangez pas. (*Il va prendre la clef que lui tend Clairette.*)

CLAIRETTE. Allez-vous-en donc! J'ai une rage.

MADAME TORTILLARD. Nous partons. Soignez votre dîner. (*Elle sort, puis revient. Clairette, qui s'était levée, se rassied vivement.*) Non, rien! (*Elle sort, suivie du Commissionnaire.*)

MOUCHAMIEL. Aïe !

SCÈNE V

LE CHIC, MORISSON, CLAIRETTE, MOUCHAMIEL.

MORISSON. Ouf ! j'ai eu peur.

LE CHIC. C'est l'habileté.

MORISSON. Et à présent?

LE CHIC. Tu vas voir. Ne déflore pas !

CLAIRETTE. Seule ! Seule avec ce grand cadavre-là... Je vas l'emporter... (*Elle essaye de le trainer.*) Est-ce bête d'être si lourd ! Oh! les bels-hommes!... Quand on m'y reprendra... Ah! une inspiration du ciel! Je ferai plusieurs voyages! A la besogne! (*Elle prend un couteau sur la table et l'aiguise.*) Au rideau!

MOUCHAMIEL, *se relevant*. Enfin ! En v'là un métier !

MORISSON. Bravo !

LE CHIC. Tous ! Tous ! (*Clairette et Mouchamiel s'avancent et saluent.*)

TOUS DEUX ENSEMBLE. C'est pour avoir l'honneur de vous remercier. (*Pose.*)

MOUCHAMIEL. L'ameublement et les tentures sont de la maison Dusaloir et compagnie. (*Pose. Ils sortent.*)

SCÈNE VI

LE CHIC, MORISSON.

LE CHIC. Eh bien, qu'en dis-tu ?

MORISSON. Dame! moi...

AIR de *Calpigi*.

Je ne suis pas d'ici; des pièces
Je ne comprends pas les finesses.
Mais il me semble, c'est égal,
Que l'auteur eut un jour fatal,
Quand il a...

LE CHIC.

Je n'en dis pas d' mal.
Il montre un talent que j'admire ;
Mais si tu veux, tu peux te dire
Qu'il n'a pas gagné ce jour-là
La bataille de Sardouwa.

(*Coup de canon au dehors.*)

MORISSON. Tiens, à propos de bataille...

LE CHIC. Ne t'émotionne pas, homme belliqueux. C'est l'exposition qui s'ouvre. Regarde! (*Changement.*)

DIXIÉME TABLEAU

Le Palais de l'Exposition.

—

SCÈNE PREMIÈRE

LE CHIC, MORISSON, TOUS LES PERSONNAGES DE L'ACTE.

CHŒUR.

AIR de *Jaguarita*.

O spectacle magique !
Du travail ennobli,
Quand on prépare ici
La fête pacifique,
Venez, peuples, accourez tous
En ce palais vraiment digne de vous !

MORISSON. Voilà le moment. Le monde entier va venir. En avant la vie parisienne!

LE CHIC.

AIR final de *la Vie Parisienne*.

C'est servi ! Vite à table,
Voyageurs curieux ;
Le Paris véritable,
C'est le Paris joyeux.
Au Pays de Cocagne
Accourez ! On entend
Pétiller le champagne ;
Mabille vous attend.
Et pif et paf! et pif et paf !

TOUS.

Et pif et paf! et pif et paf !

LE CHIC.

Vive la joie et la bombance!
Vers toi le monde entier s'avance.
En chant, Paris! Paris, en danse!

MORISSON. Tu l'as dit : En chant, Paris!... Paris en danse.

LE CHIC. Eh bien! chantons d'abord, et ensuite le grand ballet des Nations.

MORISSON. Comme à la Porte-Saint-Martin.

LE CHIC. Mais sur un air plus gai. (*Au Public.*)

AIR : Ronde des *Amours de Paris*.

C'est un théâtre qui commence,
Messieurs, qui vous appelle ici ;
Sa jeunesse à votre indulgence
Lui donne des droits, songez-y.
Il mourrait d'un arrêt sévère.
Aussi, je ne suis pas bien fière,
Et ric et ric, et ric et ra !
Lorsque je viens vous dire là :
Et ric et ric et ric et ra !
Je vous l' demande... si c'est ça ?

QUADRILLE.

FIN

Paris. — Typographie Morris et Comp., rue Amelot, 64